Le sommeil
de votre enfant

Pr André Kahn

Le sommeil de votre enfant

*Mode d'emploi pratique
pour les parents
d'un petit insomniaque*

Illustrations de Sylvie Navarro

Nouvelle édition
remise à jour

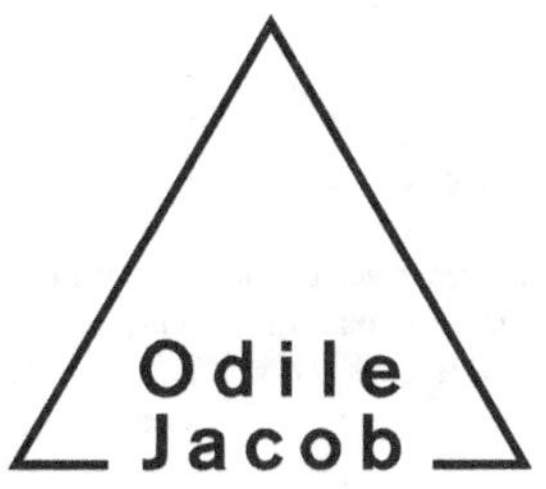

Toute maladie est un événement qui implique des échanges entre trois partenaires : le malade, son entourage, son médecin. La guérison et le mieux-être dépendent de la nature de ces échanges, et de leur renforcement mutuel. On peut vivre seul sa maladie. Mais pour réunir toutes les chances de guérir, mieux vaut être trois partenaires à la combattre.

Chaque titre de cette collection se propose d'informer, aussi complètement et clairement que possible, sur une affection. Comprendre pour pouvoir dialoguer : les rapports entre le médecin, le malade, sa famille ou ses proches en seront facilités ; leur alliance et donc la lutte contre la maladie, renforcées.

C'est aussi un guide pratique, qui fournit des renseignements sur les aides existantes, les aspects administratifs, les adresses à connaître, en bref tout ce qui peut être utile au malade et à ceux qui l'entourent.

É. Z.

COLLECTION « SANTÉ AU QUOTIDIEN »
dirigée par Édouard Zarifian

DÉJÀ PARUS

Remerciements

Ce petit livre n'aurait jamais été écrit sans la collaboration des acteurs suivants :

Les enfants qui dormaient mal,

et qui m'ont montré que la nature ne suit pas toujours ce qui est écrit dans les traités ou les manuels. Ce sont eux qui m'ont appris à regarder et à apprendre.

Leurs familles,

qui m'ont fait le don de la somme d'observations et de connaissances qu'elles ont parfois acquises si durement.

Mes collaborateurs,

Mlle Marie-José Mozin, qui m'a assisté dès le début et qui est à la base de toutes les observations qui associent l'alimentation au sommeil. Mme Martine Sottiaux et Mme Muriel Fuks, psychologues, qui m'ont apporté un concours si précieux quand les relations familiales devenaient difficiles. Le Dr José Groswasser, pédiatre, dont les recherches personnelles et les conseils m'ont aidé dans des situations cliniques complexes. Les membres et les infirmières du laboratoire du sommeil, ainsi que le Dr Bernard Dan, neurologue, qui ont passé tellement d'heures à observer et comprendre le comportement des enfants durant le sommeil. Tous ceux et toutes celles qui ont participé aux études du sommeil ou aux études de comportement dans les écoles et les crèches. De même que M. Didier Michel, dont le génie créateur a rendu les enregistrements du sommeil tellement plus riches d'informations. Comme aussi, tous les médecins traitants qui m'ont fait confiance et qui m'ont adressé des familles en souffrance.

Et enfin, les nombreux autres chercheurs, qui par leurs écrits, leurs conseils et leurs questions ont aidé à progresser un peu dans la compréhension des troubles du sommeil de l'enfant.

Merci à tous — et bon sommeil.

Sommaire

Introduction

1
Ce qu'il faut savoir
du sommeil de l'enfant

2

Comment savoir si votre enfant a vraiment des problèmes de sommeil ?

3

Quelques remarques générales sur les traitements des troubles du sommeil

4

Les problèmes de sommeil d'origine relationnelle : les comprendre et les résoudre

8
Une question à part : la mort subite du nourrisson

9
Tirons les conclusions

Annexes

Introduction

Bien dormir est aussi nécessaire à nos enfants que bien respirer ou bien manger. C'est un plaisir : nous devons apprendre à l'enfant à bien dormir comme on lui apprend à manger ou à s'habiller tout seul.

Mais parfois tout ne se passe pas aussi bien qu'on le voudrait. Il est alors important d'identifier le problème le plus tôt possible. On peut en effet apporter une solution efficace, et souvent fort simple. On prévient ainsi beaucoup de souffrance pour la famille et l'enfant. On évite parfois aussi des complications médicales graves.

À qui est destiné ce livre ?

Ce petit guide s'adresse à ceux qui veulent résoudre le problème de sommeil d'un enfant, et aussi à ceux qui veulent faire en sorte qu'un problème de sommeil ne se développe pas. Il pourra répondre à certaines de leurs questions, pour autant qu'ils ne souhaitent pas devenir des « experts du sommeil ». Il a surtout pour but d'aider les parents qui n'en peuvent plus à force d'être réveillés la nuit par leur enfant. Il peut aussi offrir des sources de réflexion à ceux qui conseillent les parents d'un enfant perturbé ou agité pendant la nuit.

Ce livre devrait permettre de dédramatiser des situations qui ne méritent pas qu'on s'inquiète et il peut également vous aider à différencier un problème de sommeil grave d'un trouble passager ou sans importance. Bref, ce livre est destiné à tous ceux qui aiment les enfants et qui se soucient de la manière dont ils vivent plus de la moitié de leur vie, c'est-à-dire durant les longues heures de la nuit.

Savez-vous comment ce livre a été écrit ?

Ce livre a été écrit avec plaisir. Il est en effet le reflet d'une expérience gagnée au contact d'enfants et de familles qui viennent demander de l'aide. Le plaisir est celui de les accueillir et de tenter de les aider alors que bien souvent la situation semble désespérée.

Le plaisir est aussi celui de vivre le soulagement des familles et des enfants quand enfin la solution est trouvée et le problème de sommeil résolu.

Ce sont les enfants et leurs parents qui font la plus grande partie du chemin. Mon rôle de médecin, et celui de mes collègues, se limite à conseiller et orienter vers le trajet le plus court. Le plaisir retiré de ce travail est énorme lorsque la vie de la famille s'en trouve transformée et que les nuits cessent d'être des cauchemars. C'est un peu de ce bonheur que j'ai essayé de faire partager dans les pages qui suivent.

Ce que les familles m'ont appris

Le contact avec les familles nous a appris que la grande majorité des causes d'insomnie peuvent être comprises assez aisément. Il nous est aussi apparu que la plupart des situations peuvent être résolues par les familles elles-mêmes, une fois que des explications simples leur sont fournies.

Ce livre est donc construit sur les questions posées par les familles. Il est aussi le témoignage du désarroi de certaines familles, condamnées à ne pas vivre des nuits normales. Certains parents nous ont dit leur fatigue, leur énervement, et parfois même les perturbations entraînées dans leur vie sociale ou professionnelle. Certains parents nous ont même raconté avoir été victimes d'accidents de la circulation ou d'erreurs professionnelles dus à un excès de fatigue.

D'autres nous ont parlé de leur colère à l'égard de leur enfant et de la peur qui les hante de devenir violents quand, épuisés et exaspérés, ils sont appelés une fois de trop la nuit. D'autres encore nous avouent leur sentiment de culpabilité de ne pas être de « bons parents », de ceux qui assurent à leur enfant des nuits sans problème.

Ce livre, qui est basé sur plus de vingt années de contacts avec les familles d'enfants insomniaques, leur rend hommage, et vise à contribuer à prévenir de telles situations.

La norme n'existe pas

Je dois mettre en garde le lecteur qui attend une description de la manière normale de dormir. « Qu'est-ce qui est normal comme comportement ? », « Quelles sont les valeurs normales pour l'âge ? », « Est-ce qu'il est normal de dormir avec l'enfant dans sa chambre ou dans son lit ? » : voici le type de questions auxquelles je suis incapable de répondre. Les habitudes de sommeil sont très différentes selon les régions du globe, les cultures ou tout simplement les habitudes personnelles. Le comportement est adéquat si les membres de la famille sont heureux de la situation existante. Dans ce cas, nous ne parlerons pas de problème de sommeil, quelles que soient les habitudes prises par la famille. Dans le cas contraire, si l'enfant ou sa famille souffre d'un comportement de sommeil, nous parlerons d'un problème de sommeil, même si en apparence le comportement semble s'inscrire dans la « norme » locale. Je ne proposerai des solutions que si l'enfant semble souffrir des conséquences d'un mauvais sommeil, ou, ce qui est bien fréquent, si le sommeil des parents est dérangé par le comportement de leur enfant.

Nous resterons tolérants et nous ne jugerons pas des habitudes « normales » ou « correctes » de régler le sommeil d'un enfant.

Quelle est la fréquence des troubles du sommeil de l'enfant ?

De nombreux livres ont été publiés en différentes langues sur les problèmes de sommeil chez l'enfant. Des articles et comptes rendus sont également parus dans des revues scientifiques internationales. Ces divers travaux nous apprennent que les troubles du sommeil sont particulièrement fréquents chez l'enfant. Cette affirmation est fort étrange si l'on considère le peu d'information que le médecin reçoit sur ce sujet au cours de ses études.

Plusieurs travaux réalisés en Europe et aux États-Unis révèlent que près de 25 % des nourrissons s'éveillent fréquemment la nuit entre l'âge de 6 mois et de 1 an. La fréquence s'élève à 50 % chez les nourrissons qui sont allaités. Entre l'âge de 1 et 2 ans, 20 % des enfants s'éveillent encore fréquemment la nuit, et vers l'âge de 4 ans, près de la moitié des enfants ont des difficultés à s'endormir le soir et s'éveillent la nuit. Entre 7 et 11 ans, près de 14 % des enfants ont régulièrement des insomnies. Pour 4 % d'entre eux, ces problèmes de sommeil ont entraîné l'habitude d'utiliser des somnifères. Les parents manifestent fréquemment un désir d'être aidés autrement qu'avec des médicaments, mais dans près d'un tiers des cas, ils ne savent pas à qui s'adresser.

Une enquête que nous avons réalisée avec l'aide de pédiatres travaillant en cabinet privé, en ville comme à la campagne, montre que, sur près de 14 000 consultations de pédiatrie, 4 % des enfants ont des problèmes de sommeil sérieux, et que 1 % des parents seulement viennent consulter le pédiatre pour essayer de résoudre ces troubles du sommeil.

Les troubles graves du sommeil sont donc très courants chez l'enfant et sont trop peu souvent signalés au médecin. Lorsqu'ils le sont, ils sont alors trop fréquemment traités par des médicaments sédatifs qui exercent des effets indésirables chez l'enfant.

Les conséquences des problèmes que vivent ces enfants s'étendent bien au-delà du simple inconfort nocturne et de la fatigue diurne. Elles touchent probablement toutes les activités de l'enfant, sa vie sociale comme son éducation. Les enfants mauvais dormeurs présentent beaucoup plus souvent que leurs condisciples bons dormeurs des échecs scolaires. On ne peut cependant pas encore affirmer que la fatigue qui résulte des troubles du sommeil soit la cause essentielle des échecs scolaires rencontrés par ces enfants, car les causes sont souvent multiples.

Entrons donc dans le monde des troubles du sommeil de l'enfant, et abandonnons résolument les chemins des statistiques et de la théorie. Nous emprunterons les voies de l'expérience quotidienne. Nous rencontrerons des histoires vraies, faites de souffrances et d'erreurs. Nous verrons aussi comment, en nous laissant guider par un peu de connaissances et beaucoup de bon sens, nous pouvons arriver à corriger la plupart des situations considérées jusque-là comme désespérées.

Comment devez-vous lire ce livre ?

Ce livre part d'une série d'histoires vraies, choisies parce qu'elles semblent particulièrement illustratives de situations fréquemment rapportées en consultation des troubles du sommeil.

Si l'on souhaite en savoir plus, chaque groupe d'histoires est complété par des explications un peu plus détaillées qui permettent de mieux comprendre les problèmes rencontrés. Des chapitres développent ensuite les solutions apportées.

Plus loin, des textes courts fournissent des explications un peu plus « scientifiques », sans pour autant que ce guide pratique ne devienne un traité savant de « somnologie ».

Enfin, les perfectionnistes consulteront des références afin d'orienter leurs lectures complémentaires, et d'en savoir encore beaucoup plus.

Ce qu'il faut savoir du sommeil de l'enfant

Devez-vous vraiment lire ce chapitre ?

Vous n'avez pas besoin de connaître beaucoup de choses sur le sommeil pour parvenir à faire dormir un enfant. Seules quelques notions devraient vous intéresser. J'ai essayé de les résumer dans ce chapitre. N'hésitez pas du reste à le sauter sans le moindre remords pour aborder directement les passages qui vous intéressent davantage. Vous pourrez toujours revenir à ce chapitre ultérieurement, si cela vous semble nécessaire pour mieux comprendre d'autres passages du livre. Vous verrez que nous n'abordons ici que des notions élémentaires, qui sont utiles pour comprendre l'état de l'enfant que vous regardez dormir.

Les stades du sommeil

Le sommeil se compose de stades qui se succèdent. Chez l'enfant de plus de 1 an comme chez l'adulte, il existe deux stades principaux : le sommeil calme et le sommeil agité. Un troisième stade occupe une partie du sommeil lorsque l'enfant est âgé de moins de 1 an : le stade de sommeil indéterminé. Ces trois stades sont des états différents du sommeil pendant lesquels l'enfant présente des comportements distincts.

Le sommeil calme

« Parfois mon bébé dort si calmement que j'ai l'impression qu'il ne respire plus. Est-ce que c'est normal ? »

L'enfant dort calmement et il ne rêve pas. Sous les paupières, ses yeux sont immobiles ou ne bougent que très lentement. Sa respiration est régulière. Il fait parfois des mouvements lents des bras ou des jambes.

Le sommeil agité

**« Je pensais que les nouveau-nés avaient un sommeil paisible.
Or notre bébé semble très agité quand il dort :
il bouge les yeux sous ses paupières, s'agite et fait beaucoup de bruits.
Dois-je m'inquiéter ? »**

Durant ce stade de sommeil l'enfant rêve. Ses yeux bougent rapidement sous les paupières, sa respiration est irrégulière et il fait des petits sursauts. Parfois il pousse de petits cris ou gémit en dormant. C'est tout à fait normal, et ces phénomènes ne doivent en aucun cas vous inquiéter.

Le sommeil indéterminé

On appelle sommeil « indéterminé » ou sommeil « de transition » le sommeil pendant lequel les caractéristiques observées et le comportement de l'enfant ne correspondent pas à ceux des deux stades précédents.

Le cycle de sommeil

Durant les premières semaines de la vie, les stades du sommeil sont présents de manière presque égale. Au fur et à mesure que l'enfant grandit, la durée des stades de sommeil change : le sommeil indéterminé disparaît au profit des deux autres phases, alors que le sommeil calme devient plus long et plus profond.

Dès le deuxième mois de la vie, les épisodes de sommeil calme deviennent deux fois plus longs que ceux de sommeil agité. Ces stades alternent de manière régulière. L'ensemble formé par un épisode de sommeil calme suivi d'un épisode de sommeil agité forme un cycle de sommeil. Les cycles de sommeil s'allongent au cours du temps. Ils durent en moyenne 45 minutes à la fin de la première année, et 65 minutes vers l'âge de 5 ans.

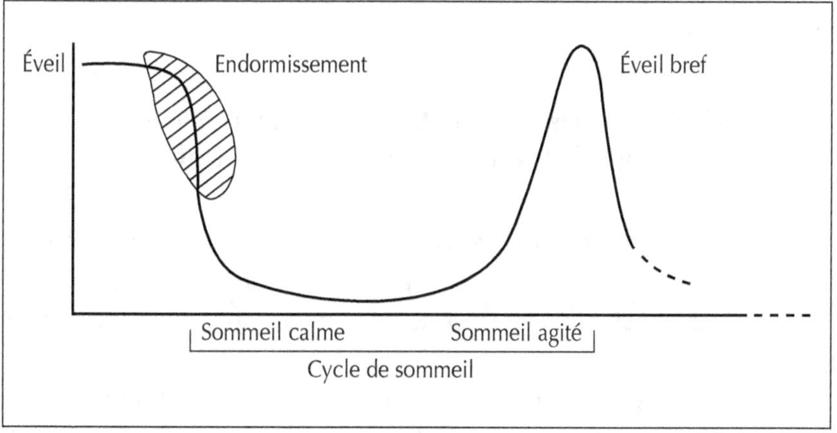

« À partir de quel âge les bébés rêvent-ils ? »

Le fœtus dans l'utérus de sa maman a des mouvements qui font penser qu'il rêve. Nous ne pouvons bien entendu pas en être certains. Nous observons que, bien avant la naissance, l'enfant a un comportement qui, chez le nouveau-né, est décrit comme un sommeil agité.

C'est le type de sommeil pendant lequel se déroulent les rêves. Il n'est pas exclu que les rêves soient déjà vécus dans l'utérus maternel, mais nous ne savons pas de quoi ils sont faits.

L'endormissement

« Mon bébé grandit et il prend de plus en plus de temps pour s'endormir. Est-ce que c'est normal ? »

Le temps nécessaire à l'endormissement croît progressivement avec l'âge. L'endormissement est rapide et ne prend pas plus de quelques minutes durant les trois premiers mois de la vie. Il devient plus long ensuite et requiert de 20 à 60 minutes entre le neuvième mois et 3 ans.

Durant les premières semaines de la vie l'enfant s'endort immédiatement en sommeil agité. Après l'âge de 2 mois l'enfant s'endort en sommeil calme.

« Mon bébé de 2 semaines met très longtemps à s'endormir. Nous sommes obligés de le bercer, de lui chanter des chansons. Est-ce normal ? »

Mais oui, tous les enfants peuvent ressentir le besoin d'un réconfort et d'un contact chaleureux au moment de s'endormir. Il est donc parfaitement « normal » de bercer et de chantonner pour apaiser un bébé le soir.

Il faudrait se garder pourtant de faire du bercement une habitude dont l'enfant ne pourrait plus se passer pour s'endormir. Les habitudes que prend l'enfant sont d'une importance capitale. Idéalement, on apprend le plus tôt possible à l'enfant à trouver tout seul le sommeil le soir. Il est donc couché dans son berceau encore tout éveillé, après s'être apaisé par les chants et le bercement.

Si l'enfant est devenu dépendant d'une habitude qui ne lui permet pas d'être autonome, il risque de la réclamer la nuit chaque fois qu'il s'éveillera.

Nous reviendrons sur ces aspects de l'endormissement lorsque nous parlerons des troubles du sommeil, page 55.

La durée du sommeil

On peut considérer que jusqu'à l'âge de 3 mois, un nourrisson dort en moyenne 17 à 19 heures par jour. Ce temps diminue progressivement par la suite et l'enfant de 1 an se contente généralement de 15 à 16 heures de sommeil.

« Je pensais que les nouveau-nés passaient leur temps à dormir. Or notre bébé ne fait que de courtes siestes et semble très agité. Est-ce normal ? »

Les chiffres cités sont bien entendu purement indicatifs. Des enfants « gros dormeurs » ont besoin d'un peu plus de sommeil que la moyenne des enfants, alors qu'un « petit dormeur » se contente d'un peu moins.

Les moments de sommeil

La distribution des périodes de veille et de sommeil change également durant la première année de la vie. Un rythme régulier, aussi appelé « rythme circadien », s'installe en général vers la troisième semaine de vie. Les périodes de veille à horaire fixe apparaissent vers la onzième semaine.

Ce qu'il est particulièrement important de savoir pour la suite de la lecture, c'est qu'un enfant normal s'éveille — et se rendort — spontanément cinq à sept fois par nuit. Ces éveils sont brefs, ne durent que quelques secondes, ou quelques minutes pendant lesquelles l'enfant ouvre les yeux, suce sa tétine ou son pouce, bouge dans son lit, pousse de petits cris ou pleure. L'enfant se rendort tout seul et ne garde aucun souvenir de ces « micro-éveils ». Si par contre l'enfant a mal, ou s'il est dérangé par son environnement, ou encore s'il est conditionné par de mauvaises habitudes, il ne pourra pas se rendormir seul (comme nous le verrons page 55).

Durant la première année de la vie

« Mon bébé de 3 semaines dort toute la journée et s'agite la nuit. Comment puis-je l'amener à inverser ce rythme ? »

Les enfants confondent souvent le jour et la nuit jusqu'à l'âge de 6 mois. Ils dorment fréquemment le jour et pleurent le soir. Ils demeurent parfois éveillés la nuit. Petit à petit, l'enfant trouve des repères qui lui indiquent les moments de la journée et de la nuit. Le temps de sommeil se concentre alors progressivement sur la nuit, alors que, le jour, il ne dort plus que pendant les siestes. Chaque enfant a cependant son rythme biologique propre et pour chaque enfant ce rythme évolue avec l'âge.

Durant la petite enfance

« Ma fille de 2 ans refuse de faire la sieste l'après-midi. Dois-je l'obliger à aller se coucher ? »

Entre 1 et 5 ans, la durée de sommeil diminue durant la journée. L'enfant fait encore deux siestes par jour jusqu'à la fin de la première année : une le matin, l'autre en début d'après-midi. Il ne fait plus qu'une sieste l'après-midi durant la troisième année de sa vie et n'en fait habituellement plus après. Pour toutes ces durées de veille et de sommeil, la variabilité individuelle est cependant très grande.

**« Il m'est difficile de trouver un rythme de sommeil
pour mon fils : en effet, il semble toujours particulièrement
agité au moment d'aller se coucher le soir.
Que faire ? »**

On peut aider l'enfant à trouver ses repères de temps et à régulariser ses rythmes de sommeil et d'éveil. Le mieux pour y parvenir est d'offrir à l'enfant un horaire régulier d'alimentation et de sommeil. La nourriture comme l'activité physique sont des repères efficaces que l'enfant utilise pour s'orienter dans le temps. Il faut bien entendu adapter l'horaire à l'âge de l'enfant, et aux circonstances exceptionnelles de la vie. Si l'enfant est anxieux parce qu'une circonstance perturbe sa vie quotidienne, il faut accepter de reporter son horaire de sommeil ou même tolérer des exceptions dans les rituels d'endormissement. Nous en reparlerons plus loin.

**« Ma fille de 3 ans est en pleine forme
le soir à l'heure de se coucher.
Dois-je quand même l'obliger à aller se coucher ? »**

Nous ne devons pas nous laisser tromper par le comportement de l'enfant au moment du coucher. De nombreux parents m'ont dit ne pas pouvoir coucher leur enfant à l'heure voulue parce qu'à ce moment leur enfant semblait tout particulièrement « éveillé » et actif. Il n'aurait, disaient-ils, jamais accepté de dormir à ce moment s'ils l'avaient mis au lit.

Ces parents se méprennent et interprètent mal les signes de fatigue que présente leur enfant. Un enfant fatigué peut ralentir ses activités, avoir les yeux brillants, et même bâiller et se frotter les yeux. Mais il peut tout aussi bien se montrer particulièrement agité, turbulent, manifester une envie de jouer ou se mettre à pleurer à la moindre contrariété. L'enfant fatigué peut donc réagir de manière apparemment paradoxale à la fatigue. L'enfant ne sait pas ce qui lui arrive. Les parents, oui, et c'est donc à eux de décider de mettre l'enfant au lit.

Le rituel et l'objet favori

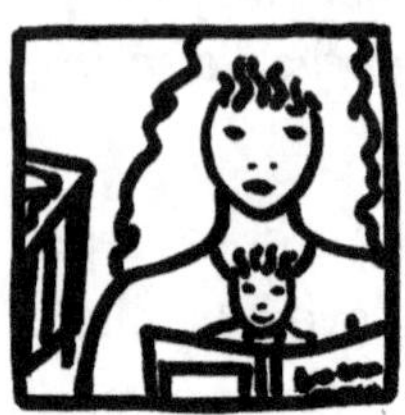

Le rituel

**« Mon enfant de 3 ans réclame
que je lui lise chaque soir la même histoire.
Ne vaut-il pas mieux en changer
chaque soir pour qu'il ne se lasse pas ? »**

Un rituel aide beaucoup l'enfant à « décrocher » des activités de la journée et à passer au rythme de la vie nocturne. Le rituel est une suite de petits comportements qui se répètent de manière immuable. L'enfant va faire sa toilette, se lave les dents, dit au revoir aux jouets de la chambre, constate qu'au-dehors le jour décline ou qu'il fait nuit. On lui raconte une petite histoire, ou on lui fait écouter une petite musique. Tous les gestes sont répétés dans le même ordre chaque soir et les paroles sont presque toujours les mêmes.

Ce rituel exerce un effet magique et permet à l'enfant de se rassurer : la séparation n'est pas différente de celle de la veille et tout se passera donc comme la nuit précédente.

« À partir de quel âge dois-je instaurer un rituel ? »

Il n'est jamais trop tôt pour instaurer un rituel, même si, bien entendu, le rituel se modifie avec l'âge de l'enfant. Dès les premiers mois de la vie, la répétition des gestes de la mise au lit apaise l'enfant et lui communique une idée de ce qui va se passer ensuite. Quand l'enfant est devenu grand, il organise lui-même son rituel en lisant ou en écoutant un peu de musique avant de s'endormir.

L'objet favori

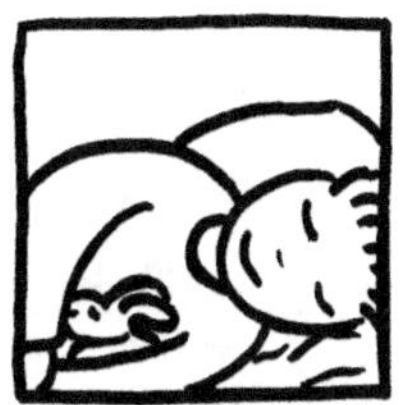

**« Ma fille a pris l'habitude de s'endormir avec un petit livre en tissu.
Le problème, c'est que maintenant, s'il nous arrive d'oublier
ou de perdre le livre, elle ne peut pas s'endormir.
Que faut-il en penser ? »**

La poupée, le morceau de tissu ou l'objet favori qui accompagne l'enfant durant son sommeil est aussi un moyen simple pour l'aider à faire la transition entre le jour et la nuit, tout comme le passage, à l'inverse, de la présence à l'absence de ses parents.

Nous reviendrons aux règles simples qui président à l'endormissement et aux objets qui l'accompagnent quand nous aborderons les possibilités de prévention des troubles du sommeil (reportez-vous page 187).

À retenir

Le sommeil est comme l'enfant : il évolue au cours du temps. Les caractéristiques du sommeil sont aussi individuelles que chaque enfant. N'essayons donc pas de « normaliser » le comportement d'un enfant donné, mais essayons d'apprécier la manière dont son comportement évolue au cours du temps.

Comment savoir si votre enfant a vraiment des problèmes de sommeil ?

Les points de repère

Pouvez-vous reconnaître l'existence d'un trouble du sommeil ?

« Mon enfant s'éveille la nuit. On me dit que c'est normal. Comment puis-je savoir s'il s'agit d'un vrai trouble du sommeil ou si je me fais des idées ? »

Il y a deux raisons essentielles pour lesquelles vous pouvez considérer que votre enfant présente un trouble du sommeil.

>> La première repose sur votre impression personnelle. Quand vous ne tolérez plus le comportement nocturne de votre enfant et quand vous considérez que votre vie de famille en est trop profondément perturbée, il s'agit bien d'un trouble du sommeil.

L'intolérance des parents au comportement de l'enfant dépend cependant de plusieurs facteurs, tels que leur histoire personnelle, celle de la famille, le milieu social, ou encore les habitudes culturelles. Toutes ces conditions peuvent profondément modifier la tolérance des familles au comportement nocturne d'un enfant. Pour certains parents, celui-ci est inacceptable, alors que la situation est considérée comme parfaitement normale dans d'autres familles. L'intolérance que manifeste une famille est donc à comprendre en tenant compte de son histoire et de son milieu.

>> La deuxième raison qui vous permet de reconnaître l'existence d'un problème de sommeil provient de l'observation de l'aspect de l'enfant et de son comportement durant la journée. Si votre enfant est fatigué, a les yeux cernés, est pâle, abattu ou somnolent, un problème de sommeil peut être suspecté. Il en va de même s'il est nerveux et agressif, ou si son rendement scolaire est mauvais. La probabilité s'accroît encore si, durant la nuit, l'enfant s'éveille, ronfle ou s'agite sans raison apparente.

S'agit-il d'un vrai trouble du sommeil ?

« Comment puis-je découvrir qu'il existe bien un trouble du sommeil en observant le comportement de mon enfant durant la journée ? »

Pour le savoir, vous pouvez observer l'enfant et rechercher des signes de fatigue. Ceux-ci se marquent par la pâleur, les cernes sous les yeux, et parfois par un retard du développement physique. La fatigue transforme aussi le comportement de l'enfant, qui lutte contre le sommeil par une agitation continue, des cris, des crises de colère. Dans certains cas, lorsque le manque de sommeil se prolonge, on peut observer des effets néfastes sur le développement intellectuel de l'enfant et sur ses acquisitions psychomotrices. L'enfant fatigué de manière chronique peut aussi être sujet à des infections fréquentes, qui parfois retentissent sur son développement physique.

Nous devons rester prudent cependant, et ne pas réduire la reconnaissance de l'existence d'un problème de sommeil au seul comportement de jour. Les manifestations nocturnes nous aident bien entendu aussi à décider quand un problème de sommeil mérite d'être traité. C'est parfois quand celui-ci est résolu que l'on est frappé par l'amélioration spectaculaire du comportement de l'enfant durant la journée, alors même que les parents le décrivaient comme normal. L'enfant devient plus calme, plus vif dans ses réponses et plus attentif à ses jeux. Les progrès sont tels que souvent le maître ou la maîtresse en fait la remarque aux parents.

Quand direz-vous qu'un problème de sommeil est grave ?

Il n'y a pas de méthode qui permette d'évaluer de manière « scientifique » la gravité d'un trouble du sommeil. L'expérience nous montre cependant que les enfants qui ont des insomnies graves s'endorment très difficilement le soir. Il leur faut plus d'une heure pour trouver le sommeil. De plus, ils s'éveillent au moins trois fois par nuit, au moins trois nuits par semaine, et ce depuis plus de trois mois.

Certains troubles du sommeil sont également considérés comme « graves » parce qu'ils révèlent des conditions médicales potentiellement dangereuses pour l'enfant. Nous en verrons quelques exemples.

Les troubles du sommeil « graves » sont souvent persistants. Ils se manifestent pendant des mois, voire des années. Ils se répètent le plus souvent nuit après nuit. Dans certains cas, les troubles s'aggravent encore quand l'enfant grandit.

Peu de parents viennent chercher de l'aide chez leur médecin, beaucoup le font très tardivement. Il arrive par exemple que les parents se présentent à la consultation parce que la maman est à nouveau enceinte et qu'ils ne peuvent pas imaginer devoir faire face à un nouvel enfant alors que le mauvais dormeur occupe déjà toutes leurs nuits et toute leur énergie.

Des questions fréquemment posées

Dans ce chapitre, nous verrons des questions que les parents se posent parfois sur le sommeil — ou sur le manque de sommeil — de leur enfant. J'ai repris une série de situations qui inquiètent parfois les parents, même si elles sont parfaitement normales. Il s'agit de situations durant lesquelles l'enfant dort un peu moins longtemps que d'habitude. Celles-ci sont liées aux étapes normales du développement de l'enfant. Nous savons bien que l'enfant change au cours du temps et nous verrons qu'il en va de même de son sommeil. Je vous rapporte les questions que j'entends régulièrement en consultation — questions qu'il faut expliquer, et qui appellent des réponses détaillées.

Que pensez-vous, docteur ?

« Pensez-vous que mon enfant dort assez pour son âge ? »

De toutes les questions que les parents me posent sur le sommeil de leur enfant, les plus fréquentes sont : « Mon enfant dort-il assez ? » et « Mon enfant dort-il bien ? »

Ces questions sont bien naturelles, car elles traduisent la crainte que l'enfant souffre d'un sommeil trop court ou qui ne soit pas suffisamment reposant.

Ces questions révèlent aussi le peu de connaissance que nous avons souvent du sommeil des enfants — de nos enfants. L'absence de savoir se transforme souvent en confusion lorsque les parents deviennent la cible d'avis autorisés et parfaitement contradictoires de l'entourage familial. Les magazines d'information « santé » contribuent parfois à augmenter encore le désarroi des parents.

Chez certains, ces questions recouvrent une inquiétude plus profonde : ils redoutent que leur enfant ne souffre de tensions psychologiques ou d'un problème neurologique qui ne se manifesterait que durant le sommeil.

À l'inverse, les parents ont parfois peur qu'un sommeil inadéquat ne retentisse sur le développement psychologique ou physique de leur enfant.

Les questions des parents sont donc toujours de vraies questions, qui nécessitent de vraies réponses. Ne pas fournir les bonnes réponses ajoute à la confusion et à l'inquiétude des familles.

DURANT LA SIESTE

Voyons quelques histoires vécues. Commençons par des questions se rapportant à l'importance des siestes.

« Mon fils refuse de faire la sieste le matin. Est-ce que je dois le forcer à la faire ? »

La question :

La maman d'Alexandre est inquiète. Son fils a 5 mois et demi et il ne fait qu'une sieste de 45 minutes l'après-midi. Il s'endort le soir vers 18 heures et ne s'éveille plus avant 6 heures et demie. Il dort bien la nuit. Le comportement d'Alexandre semble normal et son développement est sans histoire. La maman voudrait savoir si son fils dort assez ou si au contraire elle devrait insister pour qu'il fasse une sieste plus longue.

La réponse :

Je la tranquillise en lui disant que la seule manière de répondre à ses questions est d'observer comment son fils se comporte durant la journée. Comme Alexandre ne manifeste ni fatigue ni problème, elle peut être assurée qu'il dort donc suffisamment.

DURANT LA NUIT

D'autres parents se demandent si leur enfant dort suffisamment durant la nuit.

« Mon enfant ne s'endort pas avant 9 heures du soir. Pensez-vous qu'il dort assez ? »

La question :

Jeremy a 3 ans et demi et ses parents sont inquiets. Il ne fait pas de sieste l'après-midi et ne s'endort pas avant 21 heures, bien que ses parents soient attentifs à le coucher à 20 heures précises. Jeremy dort très bien ensuite ; il se comporte bien le jour et ne manifeste aucun signe de fatigue.

La réponse :
Je peux tranquilliser les parents de Jeremy en leur faisant remarquer que leur enfant ne manifeste aucun signe de fatigue, et qu'il dort donc assez.

Nous verrons beaucoup d'autres questions semblables tout au long du livre, et en particulier lorsque nous aborderons le domaine des « parasomnies », ces comportements bizarres que l'enfant présente durant le sommeil. Nous nous efforcerons d'aider les parents à répondre aux questions qui visent à cerner si la quantité et la qualité du sommeil de leur enfant sont adéquates.

Les périodes de la vie pendant lesquelles l'enfant dort moins bien

« Mon enfant dort moins bien qu'avant. Est-ce qu'il a un problème ? »

Dans l'évolution normale de l'enfant il existe des moments durant lesquels on peut s'attendre à ce qu'il dorme moins bien qu'il ne le faisait jusqu'alors. Ces passages de « moins bon sommeil » sont tout à fait naturels et disparaissent d'eux-mêmes quand l'enfant grandit. Il ne s'agit donc pas de l'apparition de troubles du sommeil, comme pourraient le craindre certains parents.

UN TABLEAU DES ÉTAPES NORMALES DU SOMMEIL

Le tableau suivant illustre les étapes principales et les « troubles » apparents qui y sont liés.

COMMENT COMPRENDRE CE TABLEAU ?

Ce tableau résume différentes étapes parfaitement normales du développement de l'enfant. Comme vous le voyez, l'enfant grandit, change, et son sommeil évolue. Certaines étapes sont accompagnées par des

Les troubles « normaux » du sommeil Selon le développement normal de l'enfant		
La période	L'âge	Le « trouble »
La période postnatale l'installation des cycles la dépression maternelle	(0-3 mois)	confusion jour-nuit pleurs nocturnes
La petite enfance le début de la séparation l'opposition la phase d'Œdipe	(6-10 mois) (2 ans) (3-5 ans)	coucher difficile et appels nocturnes idem coucher difficile, peurs, levers nocturnes cauchemars

modifications transitoires du sommeil. Voyons d'abord les troubles du sommeil qui surviennent durant la période qui suit la naissance.

Le nourrisson prend la nuit pour le jour

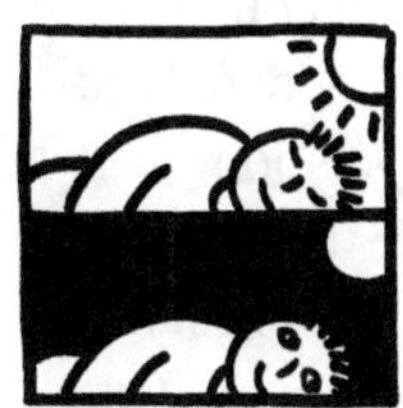

**« Mon bébé prend toujours la nuit pour le jour :
il pleure quand il devrait dormir. Est-ce qu'il a un problème ? »**

Le nouveau-né s'adapte tout doucement aux nouvelles conditions de son environnement. Il repère progressivement les signaux qui vont lui permettre de baliser son temps. Il s'imprègne des ambiances, des bruits et des stimuli qui l'aident à différencier progressivement le jour de la nuit. Parmi ces stimuli, l'horaire des repas est un repère important. L'enfant va s'assoupir une fois repu, il va s'agiter et s'éveiller à l'approche du moment du repas suivant. Les éveils nocturnes surviennent d'autant plus facilement que le nourrisson est allaité par sa maman. La digestion du lait maternel se fait en effet plus rapidement que celle du lait de vache, et la faim suscite donc un plus grand nombre d'éveils nocturnes.

Les changements de lumière sont d'autres indices de temps que l'enfant apprend progressivement à reconnaître. Mais cet apprentissage est long. C'est pourquoi l'enfant peut pendant plusieurs mois confondre la nuit et le jour. Normalement, un vrai rythme circadien s'installe vers la troisième semaine de vie, mais les périodes de veille à horaire fixe peuvent n'apparaître que vers le troisième mois. Selon certaines études, on peut considérer qu'il n'est pas anormal de prendre encore la nuit pour le jour jusqu'à l'âge de 6 mois.

La dépression maternelle

« J'ai été très triste dans les semaines qui ont suivi mon accouchement. Est-il vrai que ma dépression a eu un effet sur le sommeil de mon enfant ? »

Il peut arriver qu'après l'accouchement la maman passe par une phase plus ou moins longue pendant laquelle elle se sent triste et abandonnée. Cette phase de dépression de la maman se résout spontanément dans la grande majorité des cas, mais elle peut contribuer à maintenir le nourrisson en éveil, voire, dans certains cas, induire chez lui un comportement agité et des pleurs. Ces comportements disparaissent avec l'amélioration de l'humeur de la maman.

Le début de la séparation

« Mon bébé dormait si bien. Depuis qu'il a 6 mois environ j'ai beaucoup plus de mal à le faire dormir. Est-ce que c'est normal ? »

L'enfant continue à grandir et de nouvelles périodes difficiles apparaissent pour le sommeil. À partir de l'âge de 6 mois, l'enfant devient plus autonome et prend mieux conscience de la présence ou de l'absence de ses parents. C'est une période pendant laquelle les endormissements deviennent plus longs, alors qu'ils étaient rapides durant les premiers mois. Ils peuvent maintenant durer jusqu'à 60 minutes.

À cette période de la vie, l'enfant commence aussi à moins bien dormir. Si le nouveau-né dort 17 à 19 heures sur 24, l'enfant de 1 an se contente de 15 à 16 heures de sommeil. Le nourrisson perd surtout la capacité de faire du sommeil pendant lequel il rêve — le sommeil agité. La proportion de temps durant lequel il ne rêve pas — le sommeil calme — ne change presque pas.

Toutes ces modifications du comportement inquiètent parfois les parents, qui se demandent si leur enfant « ne perd pas le sommeil ». Leur inquiétude est souvent renforcée par le fait que l'endormissement est plus long et que lequel l'enfant réclame encore la présence des parents. La nuit, ils entendent parfois leur enfant crier ou appeler, mais le plus souvent l'enfant se rendort rapidement tout seul.

La phase d'opposition

**« Ma fille a 2 ans et demi, et depuis quelques semaines
elle refuse que je la mette au lit.
Pourquoi ? »**

Vers l'âge de 2 ans commence la « phase d'opposition ». L'enfant oppose un « non » décidé à toutes les contraintes. Ce « non » s'adresse aussi à la mise au lit. Cette attitude est normale et elle se manifeste la nuit aussi, quand l'enfant se réveille et que ses parents insistent pour qu'il se rendorme.

Ne vous en faites donc pas. Ce comportement passera. En attendant, prenez votre mal en patience, mais tenez bon. Maintenez vos décisions et ne laissez pas l'enfant décider à votre place. Ne vous sentez pas coupable d'imposer votre volonté à l'enfant. Il a besoin que vous lui teniez tête. Votre détermination le rassure et lui permet d'évoluer normalement.

La phase d'Œdipe

**« Mon fils de 4 ans refuse que je le couche et revient
chaque nuit dans ma chambre. Est-ce que c'est normal ? »**

Les parents ne sont pas tranquilles pour autant une fois la phase d'opposition dépassée. De 3 à 5 ans l'enfant commence sa « phase d'Œdipe ». Il réclame la présence du parent de sexe opposé, le papa pour la petite fille, la maman pour le garçon. Cette demande se manifeste encore plus clairement le soir et la nuit. L'enfant réclame « encore un câlin » le soir, et rappelle le parent pour « encore un bisou ». La nuit, l'enfant fait des cauchemars, ou il appelle, ou encore, bien plus simplement, il se lève et vient se glisser dans le lit des parents.

C'est l'âge où très souvent l'enfant justifie ses éveils par des peurs. Elles peuvent prendre des formes diverses. Dans nos régions les plus courantes sont, par ordre décroissant de popularité, les loups, les fantômes, les sorcières, les crocodiles et les voleurs. D'autres personnages issus de la télévision ou des légendes peuvent aussi hanter les nuits des enfants.

À cette attitude nouvelle de l'enfant s'ajoute une autre cause d'inquiétude pour les parents : le fait que très naturellement leur enfant dort moins durant la journée. L'enfant faisait deux siestes par jour à la fin de la première année, et il n'en fait plus qu'une seule l'après-midi vers l'âge de 3 ans. Il n'en fait habituellement plus après l'âge de 4 ans.

Comme vous l'avez fait lorsque votre enfant était plus petit, restez ferme et reconduisez-le dans son lit s'il vient vous envahir la nuit. Soyez câlins le soir s'il le demande. Votre tendresse le rassure…

Les troubles transitoires du sommeil

**« Depuis la mort de son grand-père,
ma fille ne veut plus dormir. Que faut-il faire ? »**

Il existe dans la vie de l'enfant des moments durant lesquels il dort moins bien. C'est le cas lorsqu'il est troublé par une circonstance familiale nouvelle, comme la naissance d'un petit frère ou d'une petite sœur, l'absence, la maladie, ou le décès d'un membre de sa famille.

L'enfant dort souvent moins bien également lorsqu'il est malade. Une diarrhée, une poussée dentaire ou la fièvre sont fréquemment accompagnées d'un très mauvais sommeil. Ces troubles sont le plus souvent transitoires et disparaissent après quelques nuits. Ils peuvent cependant être le facteur déclenchant d'un vrai trouble persistant du sommeil. C'est le cas, entre autres, des « malentendus » et des problèmes de limites dont nous allons bientôt faire la connaissance.

Le tableau suivant résume certains des incidents de santé rencontrés durant les premières années de la vie et qui sont associés à des perturbations transitoires du sommeil de l'enfant.

Les troubles « normaux » du sommeil			
La période	L'âge	Les incidents de santé habituels	Le « trouble »
La période postnatale	*(0-3 mois)*	*les coliques*	*pleurs en fin de journée*
La petite enfance	*(3 mois -3 ans)*	*les poussées dentaires*	*pleurs nocturnes*
		les infections ORL, éruptives, urinaires,…	*pleurs nocturnes*

À retenir

À tous les âges de l'enfant, les parents ont des raisons d'être inquiets. Cependant les transformations de la quantité et de la qualité du sommeil sont bien naturelles et, dans la grande majorité des cas, passent sans laisser de trace. Il s'agit, en fait, de phénomènes normaux qui ne mettent pas en cause la santé physique ni l'équilibre psychologique de l'enfant. Ils témoignent au contraire de sa bonne évolution. Souvenons-nous aussi que les durées de veille et de sommeil peuvent être très différentes d'un enfant à l'autre. On reconnaît chez l'enfant comme chez l'adulte des « petits dormeurs » et des « gros dormeurs ». Si la variabilité individuelle est très grande, par contre le profil de sommeil d'un enfant se maintient assez bien au cours du temps, et le petit dormeur continue d'habitude à dormir moins, alors que le gros dormeur a toujours besoin de dormir un peu plus que la moyenne des enfants.

Rassurons-nous car, comme nous allons le voir par de nombreux exemples plus loin :

– Il est tout à fait possible de prévenir le développement de vrais troubles du sommeil.

– Une fois installé, le trouble du sommeil se traite en général très facilement.

3

Quelques remarques générales sur les traitements des troubles du sommeil

« Je suis certaine qu'il est impossible que mon enfant dorme si je ne lui donne pas de médicaments pour dormir. Qu'en pensez-vous ? »

Non, détrompez-vous. Les troubles du sommeil de l'enfant se règlent fort bien sans le moindre traitement médicamenteux. En fait, je ne prescris jamais de sédatif à un enfant. Je n'en vois jamais la raison. Je ne connais que des inconvénients à ce type de médicament chez l'enfant. S'il est prescrit à une dose qui favorise bien le sommeil, il est loin d'être exceptionnel que durant la journée l'enfant reste somnolent et comme abruti. C'est vraiment inacceptable d'assommer par des médicaments un enfant qui est en plein développement. À l'inverse, il n'est pas rare que l'effet attendu sur le sommeil soit très transitoire, et que l'on soit ainsi amené à augmenter progressivement les doses. Enfin, j'ai vu des enfants manifester des réactions inattendues aux sédatifs prescrits par leur médecin. Ils étaient devenus encore plus agités, plus excités qu'en temps normal.

Je pense donc que l'on peut venir à bout de la grande majorité des insomnies de l'enfant sans jamais prescrire un médicament. Je vous propose d'en parler un peu plus longuement.

Quelques remarques préliminaires

Ces remarques préliminaires sont importantes. Il me semble en effet utile de nous arrêter ici et de réfléchir ensemble sur les aspects essentiels des traitements de l'insomnie chez l'enfant. De fait, comme nous allons le voir, ces traitements sont communs à presque toutes les situations pratiques que nous allons rencontrer. Je vais essayer tout au long de ce livre de vous convaincre que les traitements sont en fait assez simples, et qu'ils sont essentiellement basés sur le bon sens et sur la connaissance de quelques règles qui régissent le sommeil de l'enfant. Ces traitements simples sont aussi remarquablement efficaces.

« Vous voulez dire qu'il est donc possible de soigner tous les troubles du sommeil avec les mêmes méthodes ? »

Non, pas vraiment. En fait, je pense qu'il faut que nous nous mettions d'accord sur trois points essentiels :

1. D'abord, et comme nous le verrons, si les mécanismes de base peuvent être semblables, les situations elles-mêmes sont spécifiques à chaque enfant et notre approche devra être adaptée aux circonstances.

2. Ensuite, n'oublions pas que les traitements qui vont être évoqués ne doivent en aucun cas être appliqués de manière doctrinaire. Nous devons bien écouter et regarder l'enfant, afin d'éviter d'induire des réactions pires encore que la situation initiale.

3. Enfin, nous devons admettre qu'il n'existe pas de situation normale ou de situation anormale. Il est bien des situations que les parents tolèrent et d'autres qu'ils ne supportent pas. Il n'est donc surtout pas question de considérer que les règles qui vont être développées doivent être appliquées à tous les enfants. Pour vous donner un exemple du caractère relatif des conditions de sommeil, laissez-moi vous dire qu'un grand nombre d'enfants dans le monde partagent le lit ou la chambre de leurs parents sans que nous puissions parler d'une situation anormale ou d'un problème de sommeil, alors que chez nous la coutume veut que les enfants dorment dans une chambre séparée de celle de leurs parents. Où est la norme ?

**« Il y a donc des règles
que nous devons appliquer pour empêcher
que se développe un trouble du sommeil ? »**

Oui et non. Dans certains cas, oui, sans doute. Dans d'autres, non. Vous constaterez d'ailleurs par vous-mêmes qu'un grand nombre d'enfants ne développent jamais de trouble du sommeil bien que la manière de vivre de la famille contredise parfaitement mes conseils.

Soyons donc tolérants et particulièrement respectueux des conditions de vie des familles. Ce n'est pas parce qu'une famille fait le contraire de ce que nous pensons adéquat que l'enfant développe une insomnie.

De même, beaucoup d'enfants ne deviennent jamais insomniaques, même si de temps en temps ils réagissent par quelques mauvaises nuits à un stress passager, comme par exemple lors d'une maladie ou d'un problème familial transitoire.

Lorsqu'un enfant est momentanément anxieux ou qu'il est moins bien « dans sa peau », il dort moins bien. Il est alors tout à fait normal de le réconforter, et même de le laisser s'endormir dans le lit des parents tant que dure le problème.

Les règles dont nous allons parler maintenant n'ont donc qu'une valeur indicative. Gardons-nous bien d'en faire des comportements normatifs ou obligatoires.

Comment peut-on corriger les troubles du sommeil une fois qu'ils se sont installés ?

Nous abordons dans ce chapitre le traitement de base des troubles du sommeil qui résultent des malentendus ou des manques de limites qui seront exposés aux chapitres suivants. Il peut vous sembler bien paradoxal de parler de solutions avant même d'avoir rencontré les problèmes. Détrompez-vous. Comme je viens de vous le dire, il existe un fond commun à tous les traitements des troubles du sommeil. Autant donc aborder ces traitements de façon regroupée, pour ne pas les répéter à chaque fois que nous visiterons une nouvelle forme d'insomnie. Par ailleurs, vous allez vite voir que les traitements en question sont basés sur votre connaissance de ces mécanismes qui conduisent aux troubles. Autant donc aborder tout ceci maintenant, car ces notions nous permettront également de mieux comprendre comment se développent les troubles du sommeil.

Nous reverrons tout au long de ce guide qu'il existe quelques règles simples, mais parfaitement incontournables, sur lesquelles s'édifient les bonnes habitudes de sommeil. Je vous encourage aussi à lire le chapitre qui est consacré à la prévention des troubles du sommeil (page 187), dans lequel ces règles sont détaillées. En attendant, les messages essentiels peuvent être résumés comme suit.

Voici, sous la forme d'un itinéraire, les étapes principales qui mènent au résultat espéré :

>> Quand les deux parents sont tous deux convaincus de la nécessité de faire cesser la situation responsable du trouble du sommeil, une grande partie du problème est déjà résolue. Si par contre l'un des deux parents refuse le changement, de manière affirmée, ou le plus souvent encore de manière passive, le risque est grand que le problème ne se résolve pas. La conviction des deux parents doit donc être acquise avant tout.

>> Ensuite, et ce quel que soit l'âge de l'enfant, il faut lui parler. On lui explique ce que l'on attend de lui et comment on fera pour

l'aider à bien dormir. Ce point est aussi important que le précédent. Nous ne nous doutons pas assez de l'importance de la parole et de la bonne communication avec l'enfant — ce quel que soit son âge. Vous n'êtes jamais ridicule quand vous parlez à un tout petit nourrisson. À tout âge, l'enfant comprend bien plus et bien mieux que nous le pensons, indépendamment de son pouvoir d'expression, et de son degré d'acquisition et de maîtrise du langage.

L'expérience montre que lorsque l'on parle à un nourrisson de quelques mois, il manifeste très tôt des réactions dans son comportement. Par exemple, quand lors d'une consultation je parle des changements des habitudes de sommeil qui vont être imposés, il arrive souvent que le nourrisson se mette soudain à pleurer alors qu'il était sage. D'autres se retournent et se blottissent les yeux fermés contre leur maman. D'autres encore s'agitent et semblent manifester l'envie de sortir très vite du bureau de consultation.

On est souvent surpris par le changement spectaculaire qui se produit après une première consultation pendant laquelle la situation a été expliquée à l'enfant. Il arrive que l'enfant se mette alors à dormir dans son berceau ou son lit le soir même de la consultation, comme « par un coup de baguette magique » ou comme « par enchantement ».

Faire confiance à l'intelligence et à la bonne volonté de l'enfant résout bien souvent des situations qui semblaient inabordables. Parler contribue souvent à guérir.

Le grand Jacques et le petit Jacques

Jacques a 11 mois. Il est assis sur les genoux de sa maman, les yeux grands ouverts.

« Jacques, veux-tu que je te raconte une histoire ? Celle du grand Jacques — qui s'appelle juste comme toi. Eh bien, figure-toi que le grand Jacques se couche le soir et dit à sa maman "Bonsoir Maman, je vais dormir". Et puis le grand Jacques s'endort. La nuit, quand il se réveille, le grand Jacques ne pleure pas, n'appelle pas sa maman. Le matin, sa maman lui dit "Bravo, grand Jacques. Tu as dormi comme un grand garçon. Comme je suis fière de toi !". »

À ce moment, Jacques est ravi et sourit.

« Jacques, veux-tu que je te raconte une autre histoire ? Celle du petit

Jacques. Eh bien figure-toi que le petit Jacques pleure comme un bébé quand on le couche le soir (pleurs et imitation d'un bébé qui rouspète). Il pleure aussi la nuit, chaque fois qu'il s'éveille et appelle sa maman (nouveaux pleurs de bébé). Alors, le grand Jacques lui dit : « Arrête, tu me casses les oreilles. Tu n'es qu'un bébé. Laisse-moi dormir. » Et le grand Jacques dit à sa maman :

« Laisse-le donc pleurer un peu, comme le docteur te l'a expliqué. »
À ce moment, Jacques a perdu le sourire.
« Mais toi, grand Jacques, tu n'es pas un bébé et tu ne pleures pas la nuit. Quant ta maman dira que tu dors bien, tout le monde dira "Bravo, grand Jacques, comme on est tous fiers de toi !". »
Jacques retrouve le sourire.

Nous verrons plus loin quels sont les conseils qui vont aider les parents à aider Jacques à devenir réellement Grand Jacques la nuit.

Comment arrive-t-on à rendre l'enfant autonome le soir ?

« Bon, soit, parfait…, mais comment vais-je parvenir à faire dormir mon enfant le soir ? »

Idéalement, on apprend le plus tôt possible à l'enfant à trouver tout seul le sommeil le soir. Il est donc couché tout éveillé dans son lit et il y est laissé seul.

Si l'enfant est devenu dépendant d'une habitude qui ne lui permet pas d'être autonome, comme par exemple s'il manifeste le besoin d'être bercé ou de recevoir à boire pour s'endormir, il faut l'aider à perdre cette habitude.

Pour y arriver, je vous propose les étapes suivantes :

>> Il faut d'abord parler à l'enfant et lui expliquer ce qui va se passer, et pourquoi.

>> Il faut ensuite l'amener à sentir et à apprendre qu'il existe des limites à son comportement. Il faut bien entendu que ces limites soient respectées le soir lors de l'endormissement. Il faut aussi veiller à ce

que ces règles demeurent valables la nuit. Et de même pour tous les soirs et toutes les nuits suivantes.

>> Enfin, il faut mettre les paroles en action, c'est-à-dire coucher l'enfant dans son lit, éveillé, et le laisser seul. Les parents sortent de la chambre dans laquelle l'enfant doit s'endormir.

Le plus souvent, l'enfant manifeste très bruyamment que les conditions auxquelles il est habitué ne sont pas réunies. Il va donc les réclamer de toute bonne foi. Il pleure et s'agite dans son lit.

À partir de ce moment, plusieurs attitudes sont possibles. Le choix de la meilleure solution dépend essentiellement des parents et des conditions dans lesquelles vit la famille.

La solution « attendez, tout s'arrangera bien... »

Certains conseillent aux parents la patience. Le temps finit bien par arranger le problème de sommeil. Ce conseil est parfaitement pertinent lorsqu'il s'adresse à des parents dont l'enfant souffre de troubles du sommeil transitoires, comme ceux liés aux coliques, ou bien à une phase particulière de son développement, telle que celle de la période du « non ».

Cependant, ce conseil risque parfois d'induire des années de souffrances inutiles pour l'enfant et sa famille. Certains problèmes persistent quatre à cinq ans, comme par exemple les insomnies dues aux intolérances alimentaires. D'autres durent bien plus longtemps encore. C'est le cas d'un « décalage de phase », dont nous verrons des exemples. De plus, il n'est pas rare qu'un problème de sommeil transitoire donne naissance à des comportements qui suscitent des malentendus. Le problème de sommeil est alors entretenu bien au-delà de la période sensible.

La solution de la « chambre partagée »

Quand l'enfant a moins de 1 an et qu'il craint la séparation, certains parents adoptent la solution de la « chambre partagée ». Le soir, l'un des parents se couche dans la chambre de l'enfant. Il ne lui parle pas, mais sa présence seule rassure l'enfant quand il s'endort le soir ou lorsqu'il se réveille la nuit.

Cette formule réussit fort bien et les parents passent très rapidement des nuits calmes. Elle est très souvent adoptée spontanément par les familles.

La solution comporte cependant un petit point faible. Elle exige d'abord la séparation du couple des parents la nuit, puisque l'un d'entre eux dort avec l'enfant. Cette séparation du couple est ressentie par certains parents comme une difficulté supplémentaire.

Il est tout aussi possible de faire dormir l'enfant dans la chambre des parents. Le couple n'est pas séparé et l'enfant est rassuré par la présence de ses parents. Cette solution est largement utilisée dans beaucoup de pays du monde. Beaucoup de gens considèrent en effet comme parfaitement normal que les parents et les enfants partagent la même chambre pour dormir. Dans certaines cultures, les parents admettent même fort bien que l'enfant dorme pendant plusieurs années dans leur propre lit. La situation est également parfois imposée par l'exiguïté des logements.

La faiblesse de cette solution découle des difficultés que risquent de rencontrer les parents s'ils décident de cesser cette habitude et de faire dormir l'enfant dans une autre chambre. Si tout se passe très facilement chez certains enfants, d'autres, au contraire, résistent à l'interruption d'un rituel auquel ils sont attachés.

La solution « tenez bon jusqu'au bout »

Il s'agit cette fois de conseiller aux parents de ne plus pénétrer dans la chambre de l'enfant tant qu'il pleure. Les pleurs finissent par s'apaiser, même s'ils persistent pendant des heures. De nombreux parents ont obtenu d'excellents résultats par cette méthode et sont parvenus à faire dormir leur enfant insomniaque en quelques nuits. Outre son efficacité, la méthode a l'avantage de la simplicité et de la clarté.

Cette méthode comporte cependant deux points délicats :

\>\> Les parents ne peuvent pas vérifier l'état de leur enfant durant tout le temps que durent les cris. Ils ne pourront donc pas s'assurer que l'enfant ne s'est pas découvert en rejetant ses couvertures, ou qu'il n'a pas vomi ou fait des spasmes du sanglot. Cet inconvénient peut devenir important si l'enfant est prompt à de tels comportements.

\>\> D'autre part, les parents peuvent se sentir coupables et tristes de laisser pleurer leur enfant sans intervenir. Ils risquent alors de céder après de longues heures de pleurs et de venir reprendre leur enfant qui ne s'est toujours pas endormi. La situation est alors pire qu'elle ne l'était, car l'enfant est maintenant convaincu qu'il avait bien raison de s'obstiner à appeler ses parents oublieux. Les parents risquent d'autant plus facilement de céder que les pleurs peuvent être entendus de voisins ombrageux si la famille loge dans un appartement.

La solution de l'« apprentissage progressif »

La technique de l'« apprentissage progressif » représente un compromis entre les deux solutions précédentes. Elle est ancienne et très efficace. Le but est cette fois de permettre à l'enfant de rester seul progressivement plus longtemps, tout en offrant aux parents l'occasion de se rassurer sur l'état de leur enfant.

Il existe plusieurs formules de cette méthode, qui sont transmises par tradition orale ou par écrit. Certaines sont plus ou moins complexes. La version de l'apprentissage progressif que nous préconisons est toute simple, et répond à la formule « 5-10-20 ». Je peux vous la résumer de la manière suivante :

1. Après avoir respecté les explications et le rituel, l'enfant est mis au lit et les parents quittent la chambre. Si l'enfant pleure, les parents attendent 5 minutes hors de la pièce.

2. Au bout de 5 minutes, l'un des parents entre dans la chambre, dit doucement à l'enfant qu'il doit dormir seul, puis sort à nouveau. Il ne touche pas l'enfant, ne le caresse pas, ne le prend pas dans les bras et ne lui donne pas à boire. Si l'enfant pleure à nouveau, les parents

attendent maintenant hors de la pièce le double du temps précédent, soit 10 minutes.

3. Au bout de 10 minutes, un parent entre à nouveau dans la chambre et répète la même attitude. Si l'enfant pleure toujours, les parents attendent cette fois 20 minutes hors de la chambre.

4. Au bout de 20 minutes, l'un des parents entre à nouveau et s'assure de l'état de l'enfant, puis sort de la pièce. Par la suite, le temps d'attente n'est plus augmenté, et est maintenu à 20 minutes : l'un des parents pénètre dans la pièce toutes les 20 minutes, jusqu'au moment où l'enfant s'endort.

5. Si l'enfant s'éveille la nuit, les parents appliquent la même stratégie d'apprentissage progressif.

Cette formule de l'apprentissage progressif est une méthode fort ancienne qui connaît de nombreuses variantes. Certains parents utilisent des temps d'attente différents, ou préfèrent d'emblée attendre 10, puis 20, puis 30 minutes. D'autres varient les durées selon l'état ou l'âge de l'enfant. Quelle que soit la formule choisie, celle que nous décrivons est parmi les plus simples et donne d'excellents résultats. Il faut en général entre une et quatre nuits d'efforts pour parvenir à ce que l'enfant s'endorme seul le soir sans pleurer et ne se manifeste plus la nuit. Une fois le résultat obtenu, le sommeil se maintient aisément. Et croyez-le, vous obtiendrez ce résultat même si les troubles du sommeil durent depuis de nombreux mois, ou depuis plusieurs années.

Les limites matérielles

« Si je fais ce que vous dites, je suis sûre que mon enfant se lèvera et sortira tout seul de sa chambre. Qu'est-ce que je dois alors faire ? »

Dans certains cas, les mesures que nous venons de voir doivent être complétées par des mesures matérielles qui serviront à restreindre l'action d'un enfant. C'est le cas, par exemple, quand il faut empêcher un enfant assez grand de sortir tout seul de sa chambre alors que l'on attend de lui qu'il reste dans son lit. Je recommande alors de fermer la porte à clé. Les parents expliquent à l'enfant qu'ils n'aiment pas fermer la porte à clé et qu'ils ne la fermeront plus dès que l'enfant promettra de ne plus sortir de sa chambre. Cette attitude donne également de très bons résultats lorsqu'elle est associée à l'apprentissage progressif.

Le « carnet magique de sommeil »

« Comment vais-je savoir si ce que je fais est efficace ? »

Dans pratiquement tous les cas, et quelle que soit la solution qu'ils choisissent d'adopter, je conseille aux parents d'utiliser un « carnet magique » de sommeil. Ce carnet est présenté en détail au chapitre consacré aux examens de sommeil (pages 214 et 220). Il est « magique » par son efficacité à décrire la situation telle qu'elle se présente réellement à la maison. Il est magique également lorsqu'il se fait l'allié objectif des parents. Dès que l'amélioration du comportement de l'enfant se fait sentir, le carnet permet à certains parents encore pris par le doute, leur fatigue et leurs craintes, de prendre conscience de l'évolution de la situation. Le carnet opère alors un effet thérapeutique évident sur les esprits et contribue à renforcer l'effet positif de l'amélioration. Certains enfants sont également sous l'effet magique du carnet. Les cases se remplissent et témoignent de leurs efforts. Il exerce ainsi un effet d'entraînement sur l'enfant comme sur les parents.

Le carnet est donc bien magique, puisqu'il témoigne de la guérison tout en étant par lui-même un des facteurs de cette guérison.

Les rechutes

« Et si je fais ce que vous dites, mon enfant ne va-t-il jamais se réveiller à nouveau la nuit ? »

De temps en temps, l'enfant peut tester votre détermination et enfreindre à nouveau les limites en recommençant à pleurer le soir ou la nuit. En cas de rechute, vous instaurez à nouveau la stratégie d'éducation que vous avez choisie. Vous pouvez également changer de méthode, pour autant que le résultat obtenu contribue à rassurer l'enfant et qu'il perçoive bien votre désir et les limites que vous instaurez à son propre comportement.

Mais de nouveau, ne soyons pas obtus. Si l'enfant est malade, s'il souffre d'un problème transitoire, ne nous obstinons pas et protégeons-le avec affection. Tant pis pour les règles. Vive votre bon sens et votre intuition.

Éprouvez-vous des réticences par rapport aux mesures de correction des troubles du sommeil ?

Pourquoi pourriez-vous éprouver des réticences ?

Ne nous méprenons pas. Je sais bien qu'il peut sembler aisé de vous donner des conseils. D'ailleurs, rares sont les personnes qui s'en privent. Familles, voisins, amis, tous ont un avis autorisé et définitif sur la manière de s'y prendre avec un enfant qui ne veut pas dormir. Souvent, tous ces avis se contredisent. Il ne faut cependant pas négliger pour autant vos émotions à vous, les parents.

Quel que soit le système de traitement que vous avez choisi, vous pouvez éprouver des émotions fort désagréables. Lorsque l'enfant pleure dans la chambre contiguë et que les minutes s'écoulent la nuit, beaucoup de parents se sentent bien malheureux de ne pas intervenir pour le consoler. Certains parents sont furieux — contre eux-mêmes ou leur conjoint — de ne pas être capables d'empêcher les pleurs de l'enfant. Parfois même, un parent peut en vouloir à l'enfant de se comporter de cette façon. Certains parents avouent avoir brutalisé — ou avoir failli brutaliser — un enfant, tellement ils étaient à bout, fatigués et énervés, et ne supportaient plus les pleurs.

Les pleurs prolongés que la nouvelle attitude adoptée par les parents suscite chez l'enfant plongent aussi certains d'entre eux dans une vraie situation de désarroi. Ces pleurs peuvent parfois réveiller chez eux le souvenir de leurs propres chagrins d'enfant. Ils font naître aussi la peur que l'enfant ne leur refuse son amour. Le parent développe alors une véritable crainte d'abandon.

Que devez-vous penser ?

Rappelez-vous qu'un enfant fatigué n'est pas un enfant heureux. Contribuer à ce que votre enfant dorme bien et se sente mieux est aussi une façon de l'aimer.

« Qu'est-ce que mon enfant va ressentir si je le laisse pleurer le soir ou la nuit ? Ne vais-je pas le traumatiser ? »

Si l'enfant se rebelle contre des limites qui viennent de lui être imposées, il se sent par ailleurs fort rassuré : le mur contre lequel il vient buter est un mur qui le protège de l'extérieur — comme de lui-même. Un enfant qui finit par accepter des limites et qui les intègre progressivement est un enfant qui découvre des repères par rapport auxquels il peut adapter son comportement et se construire. Il s'agit d'un enfant rassuré. L'absence de points de repère perturbe l'enfant. L'enfant qui comprend ce que l'on attend de lui est un enfant apaisé et plus heureux.

Enfin, soyez assurés que l'enfant ne vous enlèvera pas son amour, même s'il se sent frustré. L'enfant qui découvre le droit de se fâcher contre des parents qui sont clairs et cohérents est un enfant rassuré et plus heureux.

Les autres traitements des troubles du sommeil de l'enfant

Nous verrons plus loin d'autres formes plus particulières de traitement des troubles du sommeil. Parfois, il faudra modifier le régime alimentaire de l'enfant, ou demander l'intervention du psychologue ou du psychiatre, du chirurgien, du spécialiste nez-gorge-oreille ou d'autres encore. Nous manipulerons l'horaire de veille et de sommeil de l'enfant. Nous trouverons également des astuces pour rendre plus supportables des comportements que nous ne pourrons pas modifier.

Enfin, dans de très rares cas, nous proposerons d'isoler l'enfant de sa famille pendant des périodes brèves, dans le but de désamorcer une situation insupportable. Cependant, jamais je ne vous proposerai de médicaments sédatifs. Mais tout cela, nous le verrons au cours des pages qui suivent.

4

Les problèmes de sommeil d'origine relationnelle :
les comprendre et les résoudre

Nous abordons maintenant les vraies insomnies de l'enfant. Je vais vous raconter des histoires. Certaines peuvent sembler cocasses, d'autres sont plus tragiques. Mais toutes sont vraies, et chacune d'entre elle est le reflet de la souffrance des familles dont les enfants ne parviennent pas à trouver le sommeil.

Nous verrons ensuite quelles sont les solutions qui ont été imaginées pour modifier la situation et faire en sorte qu'enfin la venue du soir ne fasse pas renaître l'anxiété de la famille. Ces problèmes au quotidien sont extrêmement fréquents en pratique. Je considère que personne n'est responsable — ou coupable — du développement de ces situations. Bien au contraire, tous les membres de la famille en sont victimes et en souffrent. Mais, comme nous le constaterons, ces situations pénibles pour tous sont heureusement le plus souvent très aisées à corriger.

Sur la base de mon expérience, je pense que l'on peut diviser les troubles du sommeil les plus courants en malentendus, d'une part, et en problèmes de limites, d'autre part.

Les malentendus correspondent à des situations dans lesquelles les parents — et les enfants — s'inventent des attitudes par rapport au sommeil. Ils se sont malheureusement trompés de solution. En toute bonne foi, les comportements qu'ils ont inventés deviennent des habitudes qui favorisent le développement de l'insomnie nocturne.

Les problèmes de limites se rencontrent quand les parents, quelle qu'en soit la raison, n'ont pas la possibilité de dire « non » et ne savent pas imposer des limites à l'enfant. Sans le vouloir, ils lui permettent de développer des habitudes qui perturbent son sommeil.

Les « malentendus »

Je commence donc par ce qui, dans mon expérience, est la cause la plus fréquente de consultation pour un vrai trouble du sommeil : l'existence d'un malentendu. Le malentendu correspond à une situation dans laquelle tout le monde fait ce qui est possible pour que les choses aillent bien et que l'enfant dorme. Et pourtant la situation va de plus en plus mal. Un malentendu s'est installé dans la communication familiale.

Comment se développe un malentendu ?

Dans la majorité des cas, le problème se développe quand les parents ont voulu satisfaire les besoins de l'enfant, mais ont pris malgré eux des habitudes qui favorisent, et même entretiennent, les troubles du sommeil.

Je pense que pour comprendre le mécanisme du malentendu il est nécessaire de faire l'acquisition d'une notion très importante qui est à la base d'un bon sommeil. C'est lorsque cette notion n'est plus respectée que le malentendu risque de se développer.

Il est normal — nous l'avons vu — qu'un enfant s'éveille plusieurs fois la nuit, puis se rendorme. Cette notion importante, cette règle d'or, c'est que les conditions dans lesquelles l'enfant a pris l'habitude de s'endormir le soir sont aussi celles dont il aura besoin pour retrouver le sommeil à chaque fois qu'il s'éveille la nuit. Vérité qui peut se résumer par la formule : un enfant se rendort la nuit comme il s'est endormi le soir.

Comme un enfant s'éveille normalement de trois à sept fois par nuit, à chaque fois, les mêmes conditions doivent être réunies pour que l'enfant retrouve le sommeil. C'est ainsi qu'un enfant qui s'endort seul dans son lit, de manière autonome et sans l'aide d'un parent ou d'un objet de remplacement, tel un biberon ou une tétine, se rendormira le plus souvent facilement.

Prenons la situation inverse, celle de l'enfant qui est endormi dans les bras, ou dans le lit des parents, ou encore en buvant. Une fois endormi, il est porté dans son lit, où il se réveille tout naturellement une ou deux heures plus tard. Il ne retrouve plus les conditions qui étaient réunies lors de son endormissement et qui lui sont indispensables pour s'endormir à nouveau. Il appelle donc et pleure pour réclamer la répétition des conditions propices à son endormissement.

C'est ainsi que la nuit l'enfant est pris dans le lit des parents, promené, ou boit plus de deux litres de boisson. Nous devons donc changer les conditions de l'endormissement du soir afin que l'enfant devienne autonome la nuit et puisse s'endormir à nouveau tout seul.

Illustrons quelques malentendus

Comment se développe alors un « malentendu », en pratique, dans la vie de tous les jours ? Pour répondre à cette question je vais vous raconter quelques histoires vraies, telles que je les ai rencontrées en consultation. Le besoin de satisfaire les demandes de l'enfant la nuit conduit parfois à des solutions bien étranges, parfois même franchement cocasses. Mais malgré leur aspect « exotique », rappelons-nous que ces situations sont toujours très pénibles pour tous les membres de la famille comme pour l'enfant.

La poussette nocturne

Jacques a 11 mois ; il s'éveille « depuis toujours » au moins cinq fois par nuit. Ses éveils se produisent entre 1 heure et 6 heures du matin. Ils ont résisté à l'administration d'un sirop sédatif léger et à un traitement homéopathique. À chaque épisode de pleurs les parents se lèvent, sortent l'enfant de son berceau et le couchent dans sa poussette. Jacques est alors promené dans sa poussette jusqu'au moment où il s'endort. Une fois endormi, il est déposé à nouveau avec prudence dans son berceau. Et la scène recommence une heure plus tard environ.

Ces habitudes remontent à l'époque où Jacques, qui était alors âgé de 6 semaines, souffrait de coliques et n'était calmé que par le balancement dans la poussette. Les parents ne pouvaient donc plus espérer que Jacques s'endorme autrement. C'est pourquoi ils passaient une grande partie de leurs soirées et de leurs nuits à promener l'enfant dans sa poussette à travers l'appartement plongé dans l'obscurité.

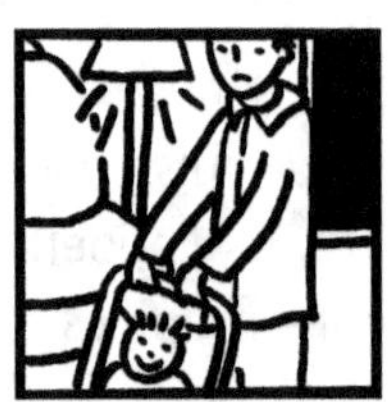

Jacques n'avait pas encore 12 mois, mais des habitudes similaires peuvent se poursuivre bien au-delà de la première année de la vie.

L'enfant bercée

À l'âge de 3 ans, Prune est décrite comme ayant un « fort tempérament ». Elle hurle et fait des scènes épouvantables dès qu'elle est contrariée. Elle développe une telle crise de rage quand elle est amenée en consultation qu'elle suscite à elle seule l'intervention de tous les parents réunis dans la salle d'attente. Lors de certaines grandes colères, elle se frappe la tête sur le sol ou se griffe le visage au point de saigner.

Les choses sont pires encore la nuit. Prune n'a quasiment pas dormi une nuit complète depuis l'âge de 2 mois. L'enfant s'endort dans les bras de sa maman quand elle manifeste enfin des signes de fatigue. Il est souvent plus de 23 heures lorsque enfin elle dort et que sa maman la dépose prudemment dans son lit. Prune dort maintenant dans la chambre de ses parents, qui ont pensé qu'il s'agissait de la solution la plus simple pour pouvoir intervenir la nuit. Prune s'éveille en effet dès 1 heure du matin. Elle hurle et finit par se calmer quand sa maman la berce et la promène dans la chambre. Les mêmes scènes se répètent toutes les heures, jusqu'à 5 heures du matin. Les nuits sont toutes perturbées de la même manière. Les parents se disent « au bout du rouleau ». La maman est à nouveau enceinte et elle est effrayée à la perspective qu'un deuxième enfant puisse se comporter comme Prune.

Les parents ont tenté en vain plusieurs solutions pour venir à bout des cris de leur enfant. Ils lui ont donné des tisanes, des médicaments sédatifs et des anti-histaminiques ; ils ont même fait appel à un radiesthésiste. Prune continue toujours à hurler le soir et la nuit si elle n'est pas bercée. Le sommeil ne vient lentement que par le bercement.

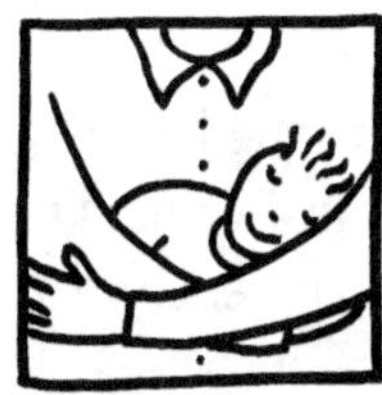

Je connais aussi des enfants qui ont développé l'habitude de se calmer grâce à une stimulation buccale pour s'endormir. Il leur faut cette stimulation le soir comme la nuit. Sinon, pas de sommeil. C'est le cas que nous allons voir maintenant.

L'enfant biberon

Florence est une petite fille de 5 ans, qui n'a pas dormi une nuit complète depuis qu'elle est née. Elle est couchée vers 20 heures. Sa maman reste assise sur le bord du lit. Florence s'endort en buvant un biberon de 250 ml de grenadine. L'enfant s'éveille vers minuit, puis toutes les 90 minutes environ. À chaque éveil, Florence boit 50 à 100 ml de l'un des quatre biberons de grenadine placés sur sa table de chevet. Par la suite, et deux à trois fois par nuit, Florence essaie de rejoindre sa maman dans son lit, mais à chaque fois celle-ci la ramène dans sa chambre. Durant la journée, Florence est fatiguée : elle bâille et semble perpétuellement distraite.

Les parents de Florence ont vu plusieurs médecins, qui ont prescrit à l'enfant des pilules homéopathiques et des sirops à base de plantes. Les parents ont aussi commandé des neuveines de prières au prieur de leur paroisse. Le sommeil de Florence ne s'est toujours pas amélioré.

Le malentendu est lié aux habitudes de Florence, qui boit pour pouvoir s'endormir le soir, et boit encore jusqu'à un litre de grenadine par nuit. Les parents sont donc obligés de s'éveiller nuit après nuit pour faire boire leur fille, sinon elle ne pourrait pas retrouver le sommeil et la situation serait pire encore.

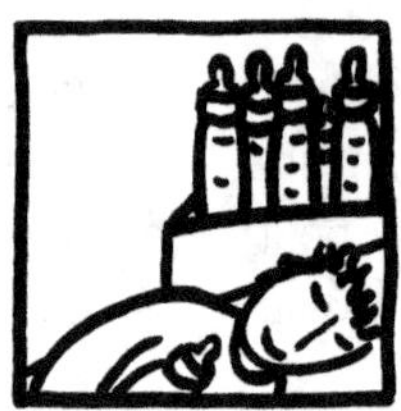

J'ai vu des familles dans lesquelles des enfants jumeaux pleuraient alternativement, toutes les nuits, et ne s'endormaient à nouveau que s'ils recevaient à boire. Les parents se relayaient dès le soir pour donner à boire à leurs fillettes insomniaques.

Il peut exister d'autres formes de stimulation orale qui suscitent ou entretiennent les éveils nocturnes. L'une d'elles est la tétine. L'enfant s'endort avec sa tétine en bouche, et la perd durant le sommeil. Lorsqu'il tente de s'endormir à nouveau après un bref éveil nocturne, il ne retrouve plus sa tétine, s'éveille complètement, crie, et ne se rendort que si l'on vient la lui remettre en bouche. Des parents m'ont expliqué que lors des appels la nuit, ils prennent l'une des nombreuses tétines de réserve posées sur la table de chevet, la plongent dans un pot de miel et l'offrent à l'enfant, qui s'endort presque aussitôt.

Ce type de malentendu conduit bien sûr à une forte association entre une stimulation orale et l'endormissement. Si cette stimulation ne se produit pas, l'enfant est incapable de s'endormir à nouveau.

Les parents inventent alors souvent des solutions originales pour tenter de faire dormir leur enfant. Voici par exemple l'épopée d'une famille d'un enfant souffrant d'insomnie sur la base d'un malentendu banal.

À la recherche d'une solution

Les parents de Louise lui ont donné des habitudes d'endormissement contradictoires. Ils ont laissé la lumière allumée, puis ils ont fait dormir l'enfant dans le noir. Ils ont laissé la porte ouverte, puis ils l'ont fermée.

Ils ont fait venir à la maison un sourcier, qui leur a révélé l'existence d'une source d'eau souterraine responsable des éveils et leur a conseillé de changer de chambre. Ils ont donné un sirop sédatif. Ils ont tenté de « faire débloquer la circulation cérébrale » de leur enfant par un ostéopathe. Ils ont administré un remède préconisé par un homéopathe et ils ont même supprimé le lait de vache de l'alimentation, comme le leur avait recommandé un pédiatre. Rien n'a réussi à faire dormir leur enfant.

C'est alors qu'en désespoir de cause ils sont venus consulter, car comme ils me le dirent d'emblée : « Nous n'avons plus rien à perdre. »

Quand un malentendu se développe-t-il ?

Il n'est pas possible, en général, de cerner le moment précis où les difficultés ont réellement commencé. Les malentendus peuvent s'observer dès la naissance de l'enfant — parfois même avant. Ils peuvent aussi survenir bien plus tard.

Dans de rares cas, un événement précis est associé à l'origine de l'insomnie. Cet événement n'est pas à proprement parler la cause du problème. Il serait plutôt le facteur déclenchant qui initie une série de réactions qui y conduisent. Il peut s'agir, par exemple, d'une maladie de l'enfant durant laquelle la famille s'occupe de lui différemment. Ce sont parfois les vacances qui bouleversent les habitudes de vie de la famille, quand vivre ensemble et dormir dans la même chambre pendant quelques semaines peut modifier les relations entre les membres de la famille.

Ou parfois, c'est la naissance d'un nouvel enfant dans la famille qui modifie les relations établies jusqu'alors. Le rythme de vie est bouleversé et les membres de la famille font ce qu'ils peuvent pour rétablir l'équilibre perdu. C'est alors que s'insinue le malentendu.

Si le malentendu peut apparaître dès la naissance, il existe des moments propices à sa survenue. C'est le cas notamment lorsque l'enfant — et par conséquent son sommeil — devient plus sensible aux conditions environnantes. Nous avons abordé cet aspect évolutif du sommeil au chapitre des « fausses insomnies » et nous avons vu qu'entre 6 et 12 mois l'enfant dort peut-être un peu moins bien qu'il ne le faisait avant et qu'il peut être plus perméable aux changements de l'environnement familial. En voici un exemple.

Les vacances dangereuses

Mathieu dormait bien depuis l'âge de 7 semaines. À 10 mois, il part avec ses parents en vacances au bord de la mer. Mathieu et ses parents dorment pendant deux semaines dans la même chambre. Tout se passe bien durant les vacances, mais après leur retour à la maison Mathieu présente des troubles du sommeil qui inquiètent ses parents. Il s'endort aisément dans sa chambre, mais il s'éveille six à huit fois par nuit en pleurant. À chaque fois, ses parents le consolent et l'enfant se rendort. Les troubles durent depuis un mois maintenant et les parents viennent solliciter une aide médicale, car ils craignent que l'enfant ne soit malade.

Son examen physique est normal. Mathieu est un joyeux petit bonhomme qui n'inspire aucun souci, mis à part ses problèmes de sommeil.

Mathieu a donc pris de nouvelles habitudes de sommeil durant les vacances. Elles sont maintenant devenues des modes de comportement « normaux » pour l'enfant. Le malentendu s'est installé d'autant plus facilement que Mathieu avait 10 mois. À l'insu de ses parents, l'enfant a cru qu'à partir de ce moment la nouvelle règle consistait à dormir avec ses parents. La situation lui semblait bien plus agréable et plus rassurante lorsqu'il s'éveillait la nuit.

Le début des difficultés de sommeil peut aussi résulter de conditions particulières, étrangères à la vie de la famille. L'une de ces conditions extérieures est le changement horaire, comme le passage de l'heure d'hiver à l'heure d'été. Un trouble transitoire des habitudes de sommeil est fort possible à ce moment. Les parents tentent alors de corriger la difficulté. Malheureusement, dans certaines circonstances, un malentendu s'installe.

Le changement horaire malencontreux

Kenny va avoir 2 ans. Il a toujours fort bien dormi, du moins jusqu'à la fin du mois de mars de cette année. Après le passage de l'heure d'hiver à l'heure d'été, Kenny a eu du mal à s'adapter au nouvel horaire de sommeil. Il dort mal depuis. Durant les nuits qui ont directement suivi le changement horaire, Kenny s'est montré plus difficile. Il a d'emblée refusé de s'endormir le soir à une heure qui était devenue trop précoce pour lui.

Les choses auraient dû s'arranger, comme c'est le cas dans la plupart des familles. Mais pas pour Kenny, qui, dès qu'il pleure ou qu'il s'agite, est pris dans les bras par sa maman, qui essaie de le calmer.

Depuis maintenant six mois Kenny pleure dès qu'on le dépose dans son berceau. Il ne s'endort bien que dans les bras. Il s'éveille trois à cinq fois par nuit et ne se rendort que lorsqu'il est pris à nouveau dans les bras.

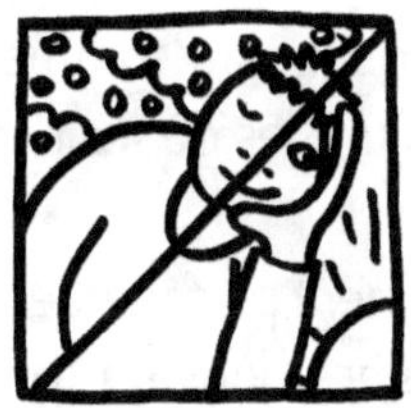

Kenny était pris dans les bras dès qu'il pleurait. Sa maman voulait l'aider à retrouver le sommeil. L'effet obtenu fut malheureusement le suivant : Kenny a été conditionné pour s'endormir de cette manière, aussi bien le soir que la nuit.

Ce sont parfois d'autres circonstances qui justifient ce type de comportement, comme par exemple les régurgitations du contenu digestif. J'ai vu des enfants de près de 1 an promenés dans les bras la nuit parce que les parents avaient eu peur, alors que leur nourrisson n'avait que quelques semaines, qu'il ne régurgite après avoir mangé le soir. L'enfant s'endormait bercé, et ne pouvait donc retrouver le sommeil que bercé après chaque éveil nocturne.

Ce type d'histoire montre que lorsque l'on veut trouver la cause d'un trouble du sommeil, il est important de rechercher dans le passé de l'enfant. Il faut parfois que je pose la question aux parents, que je demande si par hasard leur enfant n'est pas endormi dans les bras après le sein ou le biberon. Ce comportement est si naturellement inscrit dans les habitudes familiales que les parents ne songent pas à le signaler.

Un accident, une maladie ou un changement dans la vie de la famille peuvent perturber le sommeil de l'enfant. Mais si le trouble persiste, il faut remonter dans le temps. Il est parfois important de comprendre les craintes, les croyances ou les habitudes qui ont contribué à façonner le comportement nocturne de l'enfant.

Des facteurs culturels peuvent aussi susciter le développement de malentendus. Le comportement d'un enfant peut être parfaitement adapté à un environnement donné alors qu'il est considéré comme insupportable dans un autre. Ces contrastes sont particulièrement sensibles pour tout ce qui touche au sommeil. J'ai été le témoin de ce genre de situation dans les familles où les parents sont issus de cultures différentes.

Ce qui était un comportement parfaitement adapté au Maroc devient donc une source de problèmes dans un autre environnement.

L'enfant des deux cultures

Winnan a 4 ans. Sa maman est marocaine, son papa belge. Ils passent plusieurs mois de l'année au Maroc, où le garçon vit avec ses cousins, s'endort avec eux tard le soir, et fait de longues siestes l'après-midi.

Tout se passe bien au Maroc et Winnan y est fort heureux. Le retour en Belgique pose par contre un vrai problème. Winnan ne parvient pas à s'endormir avant une heure tardive du soir et s'éveille plusieurs fois la nuit. L'enfant doit se lever le matin pour aller à l'école. Son réveil est pénible, il pleure, refuse de déjeuner, et il est fatigué toute la journée.

Les parents sont en désaccord quant à l'attitude à adopter. La maman ne voit pas pourquoi il faudrait modifier les habitudes respectées au Maroc où tout se passait si naturellement bien. Le père pense par contre qu'il faut réagir et imposer à Winnan un autre rythme de vie. Quant à l'enfant, il nous dit qu'il a peur de devoir se coucher si tôt le soir en Belgique.

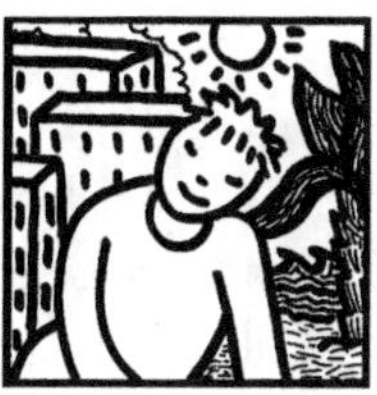

En résumé

Nous avons fait la connaissance de plusieurs enfants qui ne parviennent pas à trouver le sommeil sans une intervention externe. Jacques doit être balancé dans une poussette, Prune est bercée dans les bras, et Florence boit beaucoup de grenadine la nuit.

C'est à l'âge de 10 mois que Mathieu a pris des mauvaises habitudes, et à 2 ans que Kenny est devenu la victime d'un changement des horaires habituels de sommeil. Enfin, quand les repères culturels changent, comme pour Winnan, le comportement normal peut être apparenté à un comportement anormal dans un autre contexte social.

Tous, parents comme enfants, sont devenus les victimes d'habitudes entretenues dans l'espoir de maintenir une qualité de sommeil aussi bonne que possible. Un malentendu s'est installé. Des solutions simples existent cependant pour rompre le cercle vicieux ainsi formé.

Quelles solutions apporter aux malentendus ?

Poursuivons l'entretien avec Jacques et sa famille (page 58). Jacques était ce garçon de 11 mois, qui s'éveillait « depuis toujours » au moins cinq fois toutes les nuits et qui était balancé dans sa poussette la nuit. C'était l'« enfant poussette ». Voici la suite des événements.

La poussette nocturne

J'explique aux parents la nature du malentendu dont ils sont victimes. Jacques a pris l'habitude d'associer le sommeil et le bercement. S'il n'est pas bercé, il ne se sent pas prêt à s'endormir. Je dessine sur un papier le graphique de l'endormissement et des éveils nocturnes (voir page 193) pour leur permettre de comprendre aisément la règle d'or l'« enfant s'endort la nuit comme le soir ». Je conseille alors aux parents d'habituer leur fils à s'endormir le soir dans son lit sans le bercer, en utilisant la technique de l'apprentissage progressif (voir page 49). Les parents ont accepté la proposition et la mettent en pratique le soir même. Après quatre nuits difficiles, l'enfant a pris l'habitude de s'endormir sans difficulté et il ne pleure plus la nuit.

Revoyons l'histoire de Prune (page 58). Prune n'avait quasiment pas dormi une nuit complète depuis sa naissance. Elle s'endormait dans les bras de sa maman quand, de guerre lasse, elle finissait par manifester des signes de fatigue. Elle s'éveillait toutes les heures la nuit et réclamait que sa maman la reprenne dans ses bras et la berce de nouveau. Prune était une enfant « à bras ». Voici comment les choses se sont poursuivies.

L'enfant bercée

Je discute longuement avec Prune. Je lui explique que les petits bébés s'endorment dans les bras, mais que les grandes filles s'endorment toutes seules dans leur lit. Prune et moi parlons alors du bébé à venir qui est encore dans le ventre de sa maman, et du rôle important que Prune va devoir jouer pour le faire dormir. Je lui explique que dès ce soir elle se conduira comme une grande : elle se couchera dans son lit et s'endormira toute seule. Le soir, elle doit rappeler à ses parents que maintenant elle veut dormir « comme une grande ». Si elle devait l'oublier, et si elle pleurait le soir, ses parents viendront la voir, sans la prendre dans les bras et sans la bercer. La discussion se prolonge, Prune est tout attentive. Et soudain elle déclare : « Papa grand chef, maman chef, Prune petit bébé. » Devant ce refus, je recommence mes explications, mais je me heurte à une Prune toujours aussi attentive que butée.

Je me suis trompé sur les intentions de l'enfant. Prune s'est bel et bien couchée sans difficulté dans sa chambre le soir même de la consultation. Elle y a passé une nuit complète sans s'éveiller. Toutes les nuits suivantes ont été semblables. Le jour, Prune est joyeuse et calme. Elle est toujours aussi têtue, mais elle fait nettement moins de crises de colère.

Nous avons aussi rencontré Florence, l'« enfant biberon » (page 59), qui buvait tellement de biberons de grenadine le soir et la nuit. Voici la suite de l'histoire.

L'enfant biberon

J'explique à la maman qu'elle a été fort bousculée depuis la naissance de sa fille et qu'elles sont devenues toutes les deux les victimes d'un malentendu.

Avec l'aide de la diététicienne je me renseigne sur les habitudes alimentaires de Florence, et nous vérifions que l'enfant ne souffre pas d'une soif excessive due à une erreur diététique, semblable à celles que nous verrons page 135. Dans le cas de Florence il ne semble exister aucun déséquilibre alimentaire. J'explique alors à Florence que le moment est venu de dormir « comme une grande », sans prendre de biberon. À 5 ans il n'est plus nécessaire de boire la nuit. Seuls les petits bébés boivent au biberon la nuit. Florence est la grande fille que sa maman souhaitait. Florence a tout entendu, et ne fait aucun commentaire. Elle part avec un carnet magique de sommeil (voir page 220) serré sous son bras.

Florence est radieuse quand elle entre dans le cabinet de consultation une semaine plus tard. Elle annonce qu'elle dort seule et elle exhibe joyeusement son carnet magique sur lequel il est confirmé qu'après une nuit difficile, mais bien passée sans biberon, Florence s'endort aisément le soir et ne s'éveille plus la nuit. Le matin elle se lève de bonne humeur, elle déjeune bien, puis part à l'école en excellente forme. Son institutrice a été frappée par l'amélioration de son comportement.

Nous avons également rencontré l'histoire d'enfants qui ne pouvaient dormir sans leur tétine. Alors… aux mêmes habitudes de stimulation orale les mêmes remèdes. Dans la pratique, l'usage de la tétine disparaît après une à quatre nuits grâce à l'apprentissage progressif. Les enfants se libèrent de leur habitude et passent des nuits calmes. J'ai expliqué aux parents qu'ils ont tous été victimes d'un malentendu dont personne n'était responsable. La tétine donnée le soir avait certainement été une bonne idée lorsque l'enfant était encore petit, mais avec le temps elle est devenue un problème. Je leur dis aussi que tout le mérite de la modification d'habitudes leur revient. Ce sont bien eux, en effet, qui ont imposé les changements à la maison.

La prise en charge est la même, quelle que soit la durée du malentendu, quelle que soit la circonstance qui en a favorisé l'apparition, et même quel que soit l'âge de l'enfant.

Revoyons maintenant l'histoire de Mathieu, qui, à l'occasion des vacances, avait pris l'habitude de s'endormir dans la même chambre que ses parents, alors qu'il était âgé de 10 mois.

Les vacances dangereuses

J'explique aux parents que leur enfant a pris de nouvelles habitudes de sommeil durant les vacances et qu'ils vont devoir l'aider à s'en défaire. Ils l'habitueront à dormir seul, sans qu'il retrouve ses parents à ses côtés lorsqu'il s'éveille la nuit.

Je leur dis que le malentendu s'est installé durant les vacances, et ce d'autant plus facilement que Mathieu avait 10 mois. Entre l'âge de 6 et 12 mois, certains enfants sont en effet plus vulnérables aux changements de rythmes de vie ou aux modifications de leur environnement. C'est un âge durant lequel l'enfant poursuit son évolution et devient plus autonome.

Je leur dis que je pense que les choses pourront s'améliorer rapidement. Je propose aux parents qu'ils expliquent à Mathieu qu'il dormira comme un grand, qu'il sera couché encore éveillé, et que la nuit il dormira tout seul. Je leur explique la technique de l'apprentissage progressif (page 49) et je leur donne un carnet de sommeil.

Mathieu s'endort bien à présent et ne se réveille plus qu'une à trois fois par nuit quand je le revois une semaine plus tard. Il faut encore trois autres semaines pour que l'enfant retrouve un sommeil sans éveil. Il dort mieux le jour également, et il accepte facilement de faire sa sieste.

Un autre exemple de circonstance particulière qui perturbe le sommeil d'un enfant de 2 ans est fourni par les conséquences du passage de l'heure d'hiver à l'heure d'été si mal toléré par Kenny (page 63). La solution est identique à celle proposée pour les autres enfants. En une semaine, Kenny dort bien et ne s'éveille pratiquement plus la nuit.

L'enfant des deux cultures

Je discute le plus sérieusement du monde avec Winnan de ses difficultés d'endormissement. Nous discutons librement des habitudes de vie au Maroc, et nous voyons en quoi elles diffèrent de la vie que Winnan mène en Belgique. Nous comparons les plaisirs et les inconvénients de chacune. Je lui explique, ainsi qu'à ses parents, la technique de l'apprentissage progressif et je confie à la famille un carnet magique de sommeil.

Trois semaines plus tard Winnan dort très bien. Il dessine chaque soir les souvenirs de sa vie au Maroc dans un grand cahier de dessin que son père lui a acheté. La solution imaginée par Winnan est sans aucun doute bien chargée symboliquement. Elle a surtout le grand avantage de lui permettre de dormir de ce côté de la Méditerranée.

Dans ce cas, lorsque l'entente entre les parents était bonne, la situation pouvait être traitée comme un simple malentendu. Avec quelques explications tout rentrait assez aisément en ordre. Mais j'ai aussi rencontré des situations de malentendu complexes, dans lesquelles la différence de facteurs culturels cachait une mésentente plus profonde entre les parents. Ni moi ni la psychologue de notre équipe n'avons alors été capables d'apporter de véritables solutions à ces problèmes complexes.

En résumé

Les parents sont frappés par la simplicité avec laquelle les enfants acceptent de modifier leurs habitudes une fois que la stratégie de l'apprentissage progressif commence. Même si les habitudes défavorables se poursuivent depuis bien longtemps, et même si le comportement de l'enfant est fort perturbé, il trouve un nouveau rythme d'endormissement et de sommeil en quelques nuits.

Lorsque nous avons voulu savoir ce que ces enfants étaient devenus trois ans plus tard, nous avons appris qu'ils avaient tous un sommeil parfaitement normal. L'effet du traitement était donc rapide et de longue durée.

Le besoin de « limites »

Un besoin de limites ?

Les mauvaises habitudes de sommeil, fondées sur des malentendus, peuvent provenir de malentendus vrais, et surgissent comme nous l'avons vu quand les parents inventent des solutions inefficaces dans le but de favoriser le sommeil de leur enfant. Ces solutions inefficaces naissent d'interprétations erronées, de l'envie de bien faire, ou encore découlent de circonstances dues au hasard.

Comme nous l'avons dit, les malentendus se distinguent des problèmes de limites. Ceux-ci résultent de l'absence de limites clairement définies imposées à l'enfant. Les parents ont alors recours à des solutions de rechange, des systèmes « D » pour arriver à faire dormir leur enfant. La situation ressemble tout à fait à un malentendu mais au lieu d'être basée sur le hasard, elle résulte d'une tentative de compromis, d'un pacte tacite que les parents tentent de passer avec leur enfant… bien que celui-ci n'améliore pas son comportement, qui au contraire tend à s'aggraver.

Je vais vous raconter d'autres histoires vraies qui m'ont été rapportées en consultation. Nous avons déjà abordé le besoin que l'enfant a de pouvoir se référer à des règles claires, par rapport auxquelles il oriente son comportement. Nous avons vu que l'enfant peut très naturellement résister à ces directives et tenter de les contourner. Qu'il obéisse ou qu'il résiste, la cohérence et la constance dans le maintien des limites sont pour lui une source de sécurité, ce quel que soit son âge.

Mais ne nous trompons pas, nous avons tous à un moment ou à un autre des difficultés à imposer des limites aux membres de notre entourage. Parfois aussi, alors que nous faisons respecter régulièrement ces limites, nous cédons par fatigue, ou par désir d'« être gentil », ou tout simplement parce que « ce n'est quand même pas si grave ». Il ne s'agit pas, à nouveau, d'un comportement exceptionnel ni d'une anomalie. Bien au contraire, nous rencontrons sans doute une caractéristique particulièrement répandue dans les comportements de ceux qui nous entourent — comme dans le nôtre.

Ce n'est que quand les circonstances particulières se conjuguent, ou quand les difficultés à imposer des limites deviennent trop importantes, qu'un vrai problème de limites se développe.

Les caractéristiques des problèmes de limites

Les malentendus et les problèmes de limites se ressemblent beaucoup lorsqu'on entend les plaintes des parents. On pourrait souvent penser qu'il ne s'agit que de simples malentendus. Il y a cependant une bonne raison pour que j'insiste sur la spécificité des problèmes de limites.

Les malentendus et les problèmes de limites sont des phénomènes bien distincts, qui se différencient par au moins quatre caractéristiques :

1. Les problèmes de limites liés au sommeil sont souvent associés à d'autres difficultés du comportement de l'enfant au cours de la journée, car les limites, quelle que soit leur nature, sont aussi difficiles à respecter le jour que la nuit.

2. Les problèmes de limites nécessitent plus que les simples conseils qui permettent de corriger un malentendu. Il faut donner confiance aux parents, et leur assurer qu'ils sont parfaitement capables d'obtenir seuls les résultats attendus. Les parents doivent être aidés et soutenus, et non pas simplement conseillés. Ils n'ont bien souvent jamais bénéficié eux-mêmes de limites claires quand ils étaient enfants. Il leur est alors d'autant plus difficile de proposer à leur enfant un cadre et des règles qu'ils n'ont jamais connus eux-mêmes.

3. Il peut arriver que pour cette raison les parents se sentent mal à l'aise par rapport aux consignes de fermeté. Ils résistent aux propositions de changement et ne veulent pas aborder certains aspects de la vie de la famille. Ils interrompent parfois même la consultation de manière prématurée quand ils se sentent mis en cause.

4. Le suivi à plus long terme montre que si les parents n'ont pas été aidés de manière suffisamment attentive, les problèmes de comportement risquent de réapparaître dans les mois qui suivent une amélioration transitoire. Le pronostic n'est donc pas aussi bon qu'il l'est lorsque le problème de sommeil initial résulte d'un simple malentendu.

Le tableau suivant reprend les caractéristiques essentielles des problèmes de limites et des malentendus.

Les caractéristiques des problèmes de limites et des malentendus		
	Les malentendus	Les problèmes de limites
Causes	*Erreur « de bonne foi »*	*Difficulté à imposer une limite, entraînant la recherche d'un « compromis »*
Âge de début	*Variable, souvent dès les premiers mois*	*Variable, souvent dès les premiers jours*
Manifestations	*Sommeil difficile*	*Difficultés de sommeil, d'alimentation, problèmes scolaires,…*
Réponse des Parents	*Incrédulité, mais bonne volonté*	*Souvent résistances, opposition*
Traitement	*Conseils de réapprentissage progressif, quelle que soit la cause du malentendu*	*Accompagnement et soutien de la famille, à adapter selon la cause. Un soutien psychologique peut être utile dans certains cas*
Réponse de l'enfant	*Généralement excellente*	*Malgré la réticence des parents, on observe parfois une réponse très rapide de l'enfant*
Chances de succès	*Grandes*	*Dépendent de la participation des familles — et parfois de l'enfant*
Suivi à long terme	*Évolution excellente*	*Risque élevé de rechute*

Les situations dues à l'absence de limites claires s'aggravent souvent au cours du temps. La situation peut sembler cocasse pour un observateur étranger. Elle est toujours douloureuse pour les parents — et parfois aussi pour l'enfant.

À quoi ressemble la situation de l'enfant sans limites ?

Au lieu de vous en faire une longue description, je préfère vous décrire des exemples concrets d'enfants sans limites.

La famille qui vit dans la salle de séjour

Les parents de Risette ont toujours eu du mal à lui imposer un horaire régulier de sommeil. Depuis la naissance de leur fille, ils font tout pour que leur fille ne pleure pas et ils développent des ruses pour qu'elle s'endorme. Ils ont dormi alternativement l'un puis l'autre dans sa chambre. Ils se sont rendu compte que depuis que leur fille a 8 ans, c'est dans le grand canapé de la salle de séjour qu'elle s'endort le mieux. C'est pourquoi tous les trois, papa, maman et Risette se couchent dans le living dès 20 heures, et y passent des nuits presque calmes. Ils viennent néanmoins me voir parce que la maman est enceinte et qu'elle n'imagine pas comment pouvoir gérer dans l'avenir le comportement de Risette et celui probablement aussi terrible de leur futur enfant.

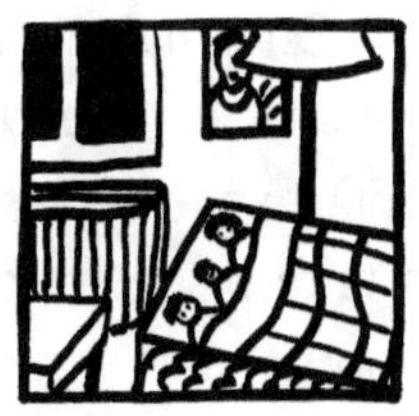

L'enfant qui ne dort que dans la voiture

Jean a 7 mois et il « ne dort pas » depuis la naissance. Il s'éveille quatre à cinq fois toutes les nuits, il hurle, et il ne s'apaise que lorsque le papa, un imperméable passé sur son pyjama, le descend en prenant l'ascenseur dans le garage de l'immeuble et l'emmène faire une promenade en voiture. Après que le papa a roulé lentement dans la ville pendant un quart d'heure environ, Jean s'apaise et puis s'endort. Le papa ramène alors la voiture au garage et remonte Jean endormi dans ses bras. Il le recouche dans son berceau et se remet au lit en gardant son imperméable à son chevet, car il sait que une à deux heures plus tard il devra repartir pour une nouvelle balade nocturne.

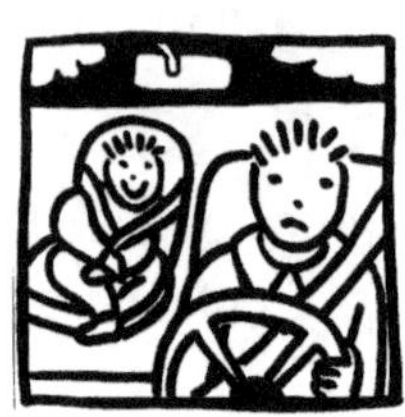

La même histoire se poursuit parfois pendant plusieurs années avant que les parents finissent par demander de l'aide. La tolérance des familles est parfois remarquable malgré des situations particulièrement difficiles.

Dans les histoires que nous venons de voir, les difficultés à imposer des limites apparaissent assez facilement à l'écoute de l'histoire de la famille ou de l'enfant. Mais parfois, la situation n'est pas aussi claire. Je pense devoir aider des parents à résoudre un simple malentendu et j'ai alors la surprise d'entendre les parents réfuter toutes mes suggestions l'une après l'autre. Les réponses sont des : « Oui, mais ce n'est pas possible », ou encore : « Oui, mais nous avons déjà fait tout ce que vous dites et cela ne marche pas avec notre enfant. »

Et, comme je vous l'ai déjà expliqué, les familles qui souffrent de ces difficultés à établir et à faire respecter des limites sont aussi plus exposées à ce que des comportements excessifs ou des transgressions de limites se manifestent dans d'autres domaines que le sommeil. Je rencontre souvent des enfants qui sont amenés en consultation pour des problèmes du sommeil, mais chez lesquels je découvre aussi des troubles alimentaires ou des difficultés de comportement scolaire.

En voici quelques exemples. Ne vous laissez pas tromper par les apparences. Naturellement, nous avons déjà rencontré des situations similaires quand nous avons abordé les malentendus…, mais attention, derrière les apparences se cachent des vraies difficultés de limites…

Encore un enfant biberon

Thibaud a 15 mois, et il s'éveille au moins quatre fois par nuit depuis la naissance. Seul un biberon parvient à lui faire retrouver le sommeil. Il s'endort d'ailleurs en buvant un biberon. La situation se reproduit lorsque l'enfant dort chez ses grands-parents. Les parents sont harassés de fatigue.

Nous discutons de la dépendance de Thibaud à ses biberons, de la technique de l'apprentissage progressif et de l'utilisation du carnet magique de sommeil. La discussion me semble lente et difficile. À chaque proposition de ma part les parents s'écrient :

« C'est impossible de le laisser crier », ou : « Nous avons déjà fait tout ce que vous dites et cela ne sert vraiment à rien », ou encore : « Jamais je ne pourrai attendre 20 minutes sans intervenir », « Si j'attends, il va se mettre à vomir », ou : « Il va de nouveau bloquer sa respiration et devenir violet, il l'a déjà fait. »

Je parle alors des problèmes de limites aux parents, mais ceux-ci acceptent très difficilement d'entendre les propositions que je leur fais. Thibaud, par contre, semble très attentif et ne manifeste rien.

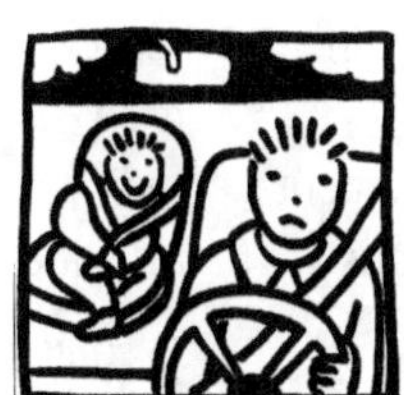

Un tel refus systématique des solutions suggérées semble révéler que les parents butent sur une difficulté bien plus grande que celle qui consiste à simplement changer une mauvaise habitude.

Il arrive aussi qu'aucun des deux parents ne soit en état d'imposer des limites parce qu'aucun ne se permet d'entrer en conflit avec l'enfant. Il n'est alors pas exclu que lorsque les parents sont défaillants et ne parviennent pas à imposer des limites à leur enfant, ce soit parfois celui-ci qui prenne en main le contrôle de la vie familiale.

L'enfant qui contrôle la situation

Julie est une jolie fillette de 5 ans. Elle est assise toute droite, face au bureau, et balance ses jambes. Son papa, qui est assis sur l'autre chaise, est tourné de trois quarts vers la fenêtre et contemple ce qui se passe dans la rue, comme s'il voulait me faire comprendre qu'il n'est pas vraiment présent. La maman se tient debout derrière sa fille, les bras ballants.

« Ze sais pas dormir », me dit Julie. « Ze rêve et z'ai besoin de mes parents pour dormir, alors ze viens dans leur chambre toutes les nuits. » La maman confirme que depuis toujours Julie les rejoint dans la nuit au moins dix fois, jusqu'au moment où, épuisés, ils la prennent dans leur lit. Actuellement, ils sont tellement à bout que presque dès la première apparition de leur fille dans leur chambre ils cèdent et la prennent dans leur lit.

Nous discutons alors longuement, Julie et moi, des jolis nœuds dans ses cheveux, si bien assortis à sa jolie robe, de ses copains d'école, de son chien. Quand je lui demande la profession de son papa, elle répond « qu'il ne fait rien car z'il a été mis à la porte de son bureau ». À ces mots, le papa pivote brusquement vers nous et dit qu'il suit une formation professionnelle. Sa femme, timidement, rappelle qu'il y a quand même eu une compression des cadres de son entreprise et qu'il a été licencié. Le papa s'entête et soutient qu'il suit une nouvelle formation, et Julie, en me regardant, dit : « Z'il a quand même été mis à la porte de son bureau et z'il fait quand même rien maintenant. » La conversation se poursuit sur ce mode. Les parents interviennent à chaque fois de manière indécise et contradictoire. À un moment je demande à Julie : « Qui est le chef à la maison ? » Julie répond : « Z'est papa ?... » Devant mon silence, elle tente : « Z'est maman ?... », puis : « Z'est Zulie ? », et brusquement elle conclut : « Le jour, z'est papa et maman. La nuit, z'est Zulie. »

D'où proviennent donc les problèmes de limites ?

Je vais vous montrer qu'il existe de nombreuses raisons pour lesquelles des parents peuvent éprouver des difficultés à imposer des limites à leur enfant. Nous aborderons dans ce chapitre un premier groupe de parents qui éprouvent ce type de difficulté : les parents qui n'ont pas le droit de dire « non ». Nous verrons d'autres types de difficultés de limites dans les chapitres suivants.

Nous trouvons l'origine de ces problèmes de limites dans la relation entre les parents et l'enfant : les parents ne réussissent pas à imposer de contraintes aux désirs de l'enfant. L'enfant ne reçoit donc pas les messages clairs qui lui permettraient de comprendre l'attente de ses parents et ainsi il ne parvient pas à adapter son comportement.

Cette situation rend souvent l'enfant inquiet : ne percevant pas les limites, il ne se sent pas contraint, et donc pas protégé. Les parents, pour leur part, sont gênés par le comportement de l'enfant qu'ils estiment excessif et sans retenue. Toute la famille souffre de la situation.

Il peut arriver que l'histoire des parents ne leur permette pas de trouver en eux-mêmes l'autorité nécessaire pour imposer des limites. En voici un exemple.

Les parents orphelins qui ne supportent pas les pleurs

Les parents de Laurence sont tous deux orphelins, et ont été élevés dans un « home » dont ils sont sortis à l'âge de 5 ans. Cette histoire émerge doucement lors de l'entretien qu'ils ont sollicité pour parler de l'insomnie de leur fille. Laurence refuse de dormir sans ses parents depuis l'âge de 9 mois. Elle est âgée de 3 ans actuellement. Ils se retrouvent donc tous les trois dans le même lit à partir de minuit, c'est-à-dire dès le premier éveil de Laurence. Les parents viennent me demander mon avis maintenant que la maman est de nouveau enceinte. Durant la discussion, Laurence se saisit du combiné du téléphone posé sur le bureau. Le papa lui dit assez mollement : « Non, Laurence, tu ne peux pas », mais il laisse sa fille continuer à jouer avec l'appareil sans plus intervenir.

Nous discutons assez librement des peurs des parents, qui craignent d'abandonner Laurence la nuit. Ils nous disent que toute séparation est difficile pour eux. Le papa nous avoue également qu'il lui est très difficile d'affronter la volonté de sa fille. Il a peur qu'elle ne l'aime plus s'il doit « jouer au gendarme ». Que se passerait-il s'il devait dire « non » et refuser ce que sa fille désire ? Le père semble inquiet en posant ces questions.

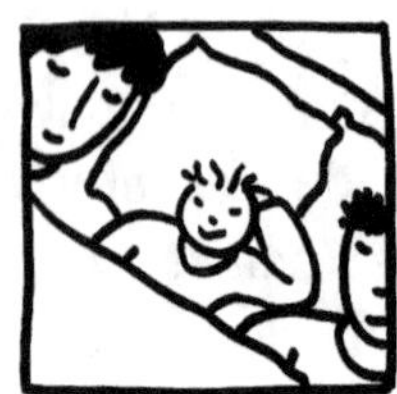

L'histoire des parents de Laurence est particulièrement emblématique. Les parents ont de bonnes raisons de ne pas supporter le chagrin qu'ils occasionnent à leur fille chaque fois qu'ils doivent lui imposer une limite. La présence de Laurence dans leur lit n'est donc pas vraiment inattendue. Nous verrons ensemble un peu plus loin comment les choses se sont résolues.

L'enfant adoptée

Olivia a 2 ans et demi. Elle a été adoptée vers l'âge de 2 mois. Elle est « couvée » par sa famille d'adoption. On ne la laisse jamais pleurer. Sa maman la prend et la couche sur elle comme un nouveau-né pour l'endormir le soir. Il faut en général deux heures pour qu'Olivia s'endorme et qu'on puisse la porter dans son lit. Elle se réveille chaque nuit et vient rejoindre ses parents. Olivia se couche et reste à côté de son père pendant que sa mère va prendre sa place dans son propre lit. L'enfant est capricieuse et tyrannique le jour.

C'est parfois à la fois l'histoire des parents et celle des enfants qui rendent difficile l'établissement de limites claires, mais la difficulté peut provenir aussi de l'environnement familial. Il peut arriver, par exemple, que les relations au sein d'une famille soient telles que la maman ne se sente pas autorisée ou capable de définir et d'imposer des limites.

La maman seule et sans autorité

Saskia est une superbe petite fille de presque 3 ans. Elle entre dans le cabinet de consultation, suivie de sa grand-mère maternelle et de sa mère. Des trois consultantes, c'est Saskia qui semble la plus hardie et la plus souriante. Elle grimpe d'autorité sur l'un des sièges de la consultation et attend en souriant.

La grand-mère, assise sur l'autre chaise de la pièce, explique que depuis un an environ Saskia refuse de s'endormir le soir ailleurs que dans le lit de sa maman. Saskia n'a jamais bien dormi la nuit. Toute petite, déjà, elle ne s'endormait pas avant 23 heures et faisait très peu la sieste. Actuellement, la maman essaie de coucher l'enfant vers 20 heures. Elle lui raconte une histoire, mais au moment où elle tente de quitter la chambre, Saskia se relève et se met en colère. La scène se répète jusqu'à 23 heures environ, puis Saskia finit par s'endormir dans le lit de la maman.

Une fois endormie dans le lit maternel, Saskia y passe toute la nuit. Elle a un sommeil calme, mais de temps en temps, elle se réveille et réclame sa maman, des câlins et des baisers.

La maman, qui est restée debout derrière la chaise de Saskia, nous apprend qu'il y a un an, alors qu'elle était hospitalisée à la suite d'un accident de voiture, son mari a quitté la maison, la laissant seule avec Saskia et sa fille aînée, âgée de 6 ans. La maman et ses deux filles vivent actuellement chez la grand-mère maternelle, elle aussi séparée de son mari.

L'histoire de Saskia a toujours été compliquée, dit la maman. La grossesse a été tourmentée par les problèmes du couple. Saskia est une enfant très sensible, qui demande beaucoup de baisers et d'attention durant la journée. À la maison, dit la grand-mère, elle fait des bêtises « exprès » et ne reste jamais en place, alors qu'à l'école elle est sage, obéissante, et fait gentiment la sieste.

Durant toute la consultation, Saskia a gardé le sourire et s'est mise à échanger des jouets qui se trouvent sur le bureau avec la psychologue assise à mes côtés.

La maman de Saskia n'a certainement pas permis à sa fille de devenir autonome le soir, mais sans doute toutes les conditions étaient-elles réunies pour rendre cette évolution fort difficile.

Ce type de situation, dans laquelle le parent — la maman ou dans certains cas le papa — est trop seul et ne parvient pas à faire respecter les limites par l'enfant, n'est pas exceptionnel. J'en ai rencontré de nombreux exemples. Je me souviens ainsi de situations où l'enfant refusait violemment de dormir ailleurs que dans le lit de sa maman, alors que lorsqu'il logeait chez ses grands-parents, il dormait sans difficulté seul.

Nous rencontrerons encore des histoires assez semblables dans un autre chapitre du livre, lorsque nous parlerons de l'« enfant parent » et de l'« enfant de verre », qui se comportent comme des « enfants symptôme » qui reflètent l'anxiété des adultes de leur famille. Dans toutes ces situations, le problème de base est celui d'une difficulté qu'éprouvent les adultes à définir des limites et à les faire respecter par l'enfant.

Dans le cas de la maman de Saskia, sa solitude ne lui a pas permis de développer l'attitude autoritaire nécessaire. La vie des parents et de l'enfant peut aussi être perturbée par l'intervention intempestive d'autres membres de la famille. Ces interventions déstructurent les règles que les parents tentent d'établir. Il peut s'agir, par exemple, de l'intervention d'un grand-parent qui régente la vie de la famille et de l'enfant, et enlève toute autorité aux parents.

Être un parent seul est un rôle qu'il n'est pas aisé d'assumer. On peut aussi rencontrer un parent seul au sein d'un couple. Le partenaire ne joue pas son rôle et abandonne complètement son autorité. Cette démission du partenaire peut être liée à des raisons propres, mais aussi due à des causes psychologiques ou à un état de santé déficient. Conséquence, l'autre partenaire se trouve dans la situation d'un parent seul.

Parfois c'est toute l'organisation de la vie de la famille qui ne permet pas l'établissement de règles de vie régulières.

La famille désorganisée

Alexandre a 3 ans et s'endort à n'importe quelle heure de la nuit ou du jour. Il s'éveille très fréquemment et il est alors pris dans les bras, ou bien reçoit à boire. Il mange également quand bon lui semble. Ses parents sont des artistes ambulants qui vivent une vie de bohème, voyageant de foire en foire. Durant la consultation, le papa se comporte comme s'il était absent, il regarde par la fenêtre, il joue avec ses mains et parfois chantonne. La maman est une forte femme d'une bonne quarantaine d'années. Elle a fait des études de psychologie et me questionne sur les mécanismes du sommeil et les effets de l'insomnie sur le développement de la personnalité. Mais pendant toute la consultation aucun des deux parents ne se soucie d'Alexandre qui est paisiblement occupé à vider l'une des armoires du bureau.

Les autres causes de problèmes de limites

Des parents peuvent avoir des difficultés à imposer des limites à leur enfant parce qu'eux-mêmes ont été élevés par des parents qui n'arrivent pas à définir des limites à leurs comportements. Si le modèle que nous offre notre propre éducation ne nous permet pas parfois de nous affirmer, il est d'autres circonstances qui favorisent la même situation. Nous avons vu que lorsqu'un parent est trop seul il peut ne pas désirer imposer de limite. La demande d'aide surgit lorsque les inconvénients de la situation qui s'est ainsi développée deviennent trop importants. D'autres parents n'ont aucune envie de fixer des limites au comportement de leur enfant parce qu'ils en tirent une satisfaction dont ils ne sont pas toujours conscients. C'est le cas, par exemple, de parents qui manquent de temps à consacrer à leur enfant et qui comblent leur besoin de contact en empiétant sur les heures de sommeil de leur enfant.

Jeux ou limites ?

Arnaud va avoir 2 ans et depuis sa naissance il n'a dormi que trois nuits complètes. Il est couché sans trop de difficulté vers 22 heures, et s'éveille une première fois vers 23 heures. Il crie, sa maman le console et il se rendort. La scène se répète alors presque une fois toutes les heures, jusqu'au moment du lever à 8 heures. L'enfant est très nerveux et de mauvaise humeur durant la journée. Il est un peu pâlot et il a les yeux cernés.

Sa sœur aînée de 14 ans a très mal dormi jusqu'à l'âge de 2 ans. La maman semble inquiète durant la consultation, alors que le papa ne s'intéresse pas vraiment à la discussion.

La maman a allaité son fils, la nuit, jusqu'à l'âge de 10 mois. Elle m'explique qu'elle garde cinq enfants à domicile durant la journée, et qu'Arnaud lui donne le sentiment qu'elle ne s'occupe pas assez de lui. Elle nous dit qu'il est sans doute vrai que, par compensation, elle s'occupe beaucoup de son fils le soir et la nuit parce que « quelque part, je voulais qu'il sache qu'il avait une mère rien que pour lui ».

Dans d'autres familles, ce sont les problèmes de logement qui ne facilitent pas l'imposition de règles régulières et le maintien d'une bonne hygiène de sommeil.

Les voisins impossibles

Aurélie est âgée de 13 mois et elle a un frère de 4 ans. Ils vivent dans un tout petit appartement avec leurs parents. Ceux-ci ont tenté de donner un horaire régulier de sommeil aux enfants mais n'y sont pas parvenus. Aurélie s'endort à des heures très variables, et, comme elle s'éveille souvent, elle est prise dans le lit des parents où elle reçoit à boire des biberons de grenadine.

Aurélie dort fort bien à la crèche, où les horaires sont plus réguliers et plus stricts.

Je tente de donner des conseils pour établir un horaire régulier de sommeil, mais je me rends vite compte que les conditions dans lesquelles vit toute la famille permettent de comprendre le comportement d'Aurélie. Aurélie, son frère et ses parents dorment dans la même chambre. La famille vit dans un grand immeuble dont l'insonorisation est particulièrement mauvaise. Les parents font tout pour éviter que les voisins ne se fâchent à cause des pleurs et des cris de leurs enfants, et se précipitent dès qu'ils s'éveillent.

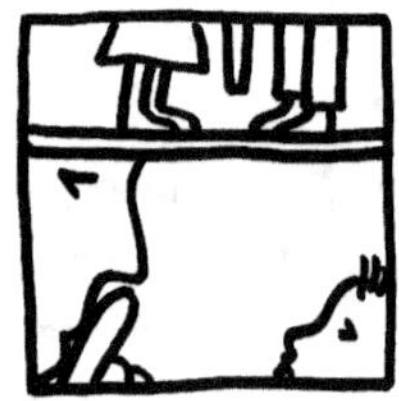

Comment évolue la situation ?

Bien souvent, au lieu que la situation s'améliore en l'espace de quelques jours, le trouble persiste et des difficultés chaque fois nouvelles semblent apparaître et s'opposer au changement attendu.

Tout à fait à l'inverse, il arrive que l'enfant — qui contrôle déjà la situation — prenne tout seul l'initiative du changement. Le problème se résout alors « comme par magie » en une seule nuit. Je vous en montrerai quelques exemples plus tard. C'est dans de telles conditions que je me demande si le problème découle non pas de malentendus mais bien d'un manque de limites qui ne se révèle pas d'emblée.

Les difficultés à faire respecter des limites s'observent très souvent dans tous les domaines de la vie de l'enfant, et peuvent persister de manière latente, même si les problèmes semblent avoir disparu momentanément. Les rechutes des problèmes de sommeil en témoignent.

En résumé

Contrairement aux simples malentendus, les problèmes de limites sont souvent difficiles à corriger. Ils proviennent de situations élaborées par des parents qui éprouvent des difficultés à dire « non » à l'enfant. L'enfant est alors laissé seul avec sa pensée magique, ses désirs et un sentiment d'inquiétude. Les causes sont multiples.

Nous avons rencontré des parents qui ne supportent pas une situation qu'ils associent à un abandon et qui n'osent pas affronter une résistance attendue de l'enfant aux limites qu'ils tenteraient de lui imposer, comme les parents de Laurence, qui ont été tous les deux dans leur jeune âge orphelins, ou ceux qui ont adopté Olivia.

Nous avons aussi rencontré des parents qui n'ont pas réussi à fixer des limites à cause de la situation familiale. C'est l'histoire des parents d'Alexandre qui n'ont rien voulu changer à leur vie de bohème.

Puis c'est le cas d'Arnaud à qui sa maman ne veut pas imposer de limites parce qu'elle a le sentiment de ne pas lui consacrer assez de temps.

Enfin, nous avons vu des familles pour lesquelles les conditions de logement ne permettent pas une bonne hygiène de sommeil, comme par exemple la famille d'Aurélie.

Que peut-on faire quand le comportement de l'enfant manque de limites ?

Je viens de vous rapporter plusieurs histoires d'insomnies dues à une absence de limites imposées aux comportements de l'enfant.

Il est important de comprendre qu'un enfant auquel on n'impose pas de limites est un enfant inquiet. Le monde magique de ses désirs n'est pas contenu par la volonté de l'adulte. L'enfant est sans repères et peut se sentir menacé par son environnement comme par la sauvagerie de ses propres désirs. Avec le temps, son comportement s'aggrave souvent, et il manifeste une fuite en avant dans un monde flou où son désir ne rencontre plus de repères. Ce comportement « sans repères » s'étend rapidement à tous les aspects de sa vie d'enfant. Son horaire de sommeil est perturbé, mais l'enfant sans limites se comporte de manière excessive également dès qu'il rencontre une contrainte, comme lorsqu'il doit s'habiller, aller à l'école, manger, ou répondre à toutes les petites obligations de la vie quotidienne.

Il est pourtant essentiel qu'un enfant fasse l'expérience des limites à ses désirs. Ces limites l'aident à comprendre comment se comporter. La satisfaction de ses parents et sa perception des repères de conduite clairement indiqués rassurent l'enfant. Il adapte alors progressivement son comportement, la nuit comme le jour.

Dans un premier temps les limites sont des sources de frustration, et bien souvent l'enfant éprouve de la colère et tente de balayer ces freins à ses désirs. Lorsque l'enfant comprend et finit par admettre les limites qui sont mises à sa liberté d'action il devient plus calme la nuit et plus serein le jour. Rassuré, en un mot. Toute la façon d'être de l'enfant est alors transformée. Il se montre à la fois plus confiant et plus autonome. Le sommeil nocturne est meilleur, les siestes durant la journée plus régulières et plus longues.

Ces quelques réflexions peuvent aider les parents à orienter leur attitude, quand eux-mêmes n'ont pas grandi avec des limites clairement énoncées. Les parents se sentent moins coupables, et ne redoutent plus de ne plus être aimés par leur enfant.

Il est amusant d'observer que de nombreux parents me disent « que tout est rentré dans l'ordre dès que nous avons pris le rendez-vous pour la consultation ». Les parents ont peut-être été rassurés à l'idée qu'ils allaient être aidés dans les jours suivants, ils se sont senti soutenus, et leur comportement s'est peut-être légèrement modifié à leur insu, légèrement, sans doute, mais suffisamment cependant pour que leur enfant sente une détermination nouvelle et s'endorme rassuré. La consultation ne sert plus alors qu'à confirmer la nouvelle orientation de l'attitude des parents et leur bon droit à établir des limites au comportement de leur enfant sans que pour autant ils se sentent coupables.

Dans d'autres situations, c'est l'enfant qui manifeste une transformation complète de son comportement nocturne dès la première consultation. Le changement se passe « comme par magie ». Je ne sais comment expliquer cette observation. Peut-être l'explication précédente s'applique-t-elle aussi à l'issue de la première consultation. Peut-être aussi les capacités de compréhension de l'enfant sont-elles encore très sous-estimées...

Poursuivons maintenant les histoires que nous avons commencées au chapitre précédent et voyons comment des solutions ont été trouvées.

Comme je vous l'ai déjà dit, c'est parfois la grande résistance que les parents éprouvent au changement qui révèle l'absence de limites claires (page 75).

L'enfant biberon

Je parle des problèmes de limites aux parents, mais ils acceptent très difficilement d'entendre les propositions que je leur fais. Thibaud semble, par contre, très attentif et ne manifeste rien.

Le soir même, Thibaud s'endort sans réclamer de biberon. Il s'éveille trois fois la première nuit, mais se rendort sans boire. Il ne s'éveille que deux fois la deuxième nuit. Il passe des nuits complètes par la suite.

Quand je revois la famille, Thibaud est content et gazouille. Les parents donnent l'impression d'être rassurés. Ils ont complètement oublié leur manière de réagir lors de l'entrevue précédente, et le papa nous déclare d'un air assuré : « Je savais bien qu'il fallait arrêter les biberons. »

Avec Julie (page 76), un « contrat » a pu être passé pour que tout se normalise durant la nuit. La chance m'en est offerte quand Julie reconnaît que le chef de la famille, « le jour, z'est papa et maman. La nuit, z'est Zulie ».

L'enfant qui contrôle la situation

L'abandon de toute autorité par les parents ne rend pas facile la prise en charge de la situation. J'abonde alors dans le sens de Julie, mais je lui fais remarquer qu'elle n'est encore qu'un tout petit chef puisqu'elle a encore besoin des autres, comme de ses parents, par exemple, pour dormir. Un vrai grand chef n'a besoin de personne car il est parfaitement capable de passer toute la nuit sans l'aide des autres. Julie écoute et ne proteste pas. J'en profite alors pour lui proposer un « contrat ». Je la considérerai comme un vrai chef la nuit si elle parvient à dormir sans aller dans la chambre de ses parents. Julie semble accepter ma proposition sans rien dire et je lui remets un carnet magique de sommeil.

Julie revient avec le carnet rempli une semaine plus tard. Elle a respecté notre « contrat » dès le premier soir. Elle s'est encore levée la nuit, mais elle est restée dans sa chambre, sans aller dans celle de ses parents.

Je lui propose alors un nouveau « contrat », qui consiste pour elle à ne plus du tout se lever la nuit. Je confirmerai alors que tout est réglé et qu'elle est définitivement un grand chef la nuit. Quand Julie revient quinze jours plus tard, elle a parfaitement respecté les termes du nouveau « contrat ». Elle m'a apporté sa poupée préférée, et me dit, en me la confiant, que « maintenant, tu zais, elle m'obéit bien et zelle dort mieux ». Le « contrat » exerce donc bien tous ses effets.

Nous avons aussi rencontré des parents dont la propre histoire ne leur permettait pas de trouver en eux l'autorité nécessaire pour imposer des limites. C'était le cas par exemple pour les parents de Laurence qui avaient été tous deux orphelins (page 77). Que faire dans une telle situation ?

Les parents qui ne supportent pas les pleurs

J'explique à Laurence ce que j'attends d'elle. Ses parents et moi, nous voulons qu'elle dorme seule dans son lit la nuit. S'il le faut, la porte de sa chambre sera même fermée à clé pour qu'elle n'en sorte pas. Je lui dis, à elle et à ses parents, que c'est moi, « le méchant docteur », qui prend toute la responsabilité de cette décision désagréable. Je lui confie un carnet magique de sommeil et nous nous fixons rendez-vous une semaine plus tard.

Laurence a beaucoup pleuré la première nuit et a été très en colère, mais la porte de sa chambre est restée fermée à clé. À ma surprise, j'apprends qu'une semaine plus tard la porte est toujours fermée à clé, bien que Laurence dorme tranquillement maintenant. Les parents me demandent s'ils peuvent ne plus fermer la porte à clé. Je leur confirme que maintenant qu'ils ont réussi à donner confiance à leur fille en lui faisant comprendre ce qu'ils attendaient d'elle, ils peuvent bien entendu ne plus fermer la porte à clé, pour autant, bien entendu, que Laurence reste dans sa chambre.

La semaine suivante, tout se passe bien et toute la famille semble contente.

Certaines familles qui ont adopté un enfant éprouvent des difficultés majeures à imposer des limites à cet enfant. C'était le cas des parents d'Olivia (page 78). Que peut-on dire à ces parents ?

L'enfant adopté

Tout s'arrange rapidement une fois que les parents ont accepté l'idée qu'il était nécessaire de fixer des limites au comportement d'Olivia, pour son bien comme pour celui de toute la famille. En trois nuits de reconditionnement progressif Olivia s'endort seule et passe toute la nuit dans son lit. L'enfant est moins agressive durant la journée, mais elle reste encore « difficile ».

La maman de Saskia vivait dans un environnement familial qui rendait bien difficile l'établissement de limites claires (page 78).

La maman seule et sans autorité

J'explique à l'issue du premier long entretien que j'ai perçu la famille de Saskia comme très chaleureuse. Il est possible cependant qu'il ne soit pas très facile pour Saskia et pour sa maman de trouver un juste équilibre entre les désirs de l'enfant et les limites qu'il est parfois nécessaire d'imposer. Toutes les expériences tristes vécues par la maman ne doivent pas l'aider à définir ces limites.

La maman confirme qu'il lui est très pénible de se séparer de sa fille et qu'elle souffre de la laisser pleurer.

Je propose alors que Saskia et sa maman puissent s'entretenir avec la psychologue de notre équipe pour mieux parler des limites et du sommeil. Saskia et sa maman viennent voir la psychologue à deux reprises. Les entretiens durent longtemps. Pendant que Saskia joue doucement avec des poupées, qu'elle berce et met au lit, elle écoute sa maman qui parle de ses peurs.

La maman confirme que les problèmes ont commencé à la suite de son accident de voiture, et se sont aggravés après le départ du papa. À ce moment de l'entretien Saskia intervient dans la discussion et tente d'attirer l'attention de la psychologue en jetant sa poupée sur la table et en criant « méchante, méchante ».

La maman explique qu'elle en a voulu à sa propre mère de s'être tellement imposée dans sa vie à l'occasion de son accident. La grand-mère s'est occupée de manière très active des deux filles et la maman lui reproche cette attitude, qui, pense-t-elle, a précipité le départ de son mari.

Notre psychologue tente de rassurer la maman sur ses compétences comme mère. Elle lui confirme que malgré ce qui peut lui être dit à la maison elle est une bonne mère, chaleureuse, et parfaitement capable de s'occuper de ses filles.

Elle lui donne des conseils simples pour mettre des limites aux demandes de sa fille lors du coucher. Elle lui explique les règles du conditionnement progressif (page 49). Elle la rassure en lui disant qu'elle est parfaitement capable, comme toutes les mamans, de mettre sa fille au lit, même si elle doit se montrer ferme à ce moment.

Lors du deuxième entretien, la maman a fièrement expliqué à la psychologue que deux à trois soirs après leur première rencontre Saskia a accepté de dormir dans son lit. Durant la journée l'enfant est plus calme et plus autonome. Durant l'entrevue, Saskia est souriante et tout attentive à la conversation.

Nous nous sommes tous revus une dernière fois, Saskia, sa maman, la psychologue et moi. Saskia me remet fièrement un carnet magique de sommeil qui confirme que son horaire de sommeil est maintenant parfaitement régulier. La maman nous dit qu'elle se sent très rassurée de voir que ce qu'elle fait est bien, qu'elle obtient des effets positifs et que sa vie lui semble plus simple. Nous discutons encore de la nouvelle autonomie qu'elle a acquise. Je lui dis aussi qu'elle pourra très facilement aider Saskia à dormir seule si, à l'occasion d'une maladie, d'un voyage, d'un déménagement, ou de la venue d'une nouvelle personne dans la famille, comme son ami par exemple, le rythme de la vie devait être momentanément perturbé.

Il n'est sans doute pas facile d'être à la fois la maman et le papa, de travailler le jour et de jouer au gendarme le soir. Il n'est pas aisé de définir et de faire respecter des limites à sa fille lorsqu'on a tellement envie de donner de l'affection et tellement besoin d'en recevoir. Beaucoup de parents, comme la maman de Saskia, ont peur de perdre l'amour de leur enfant s'ils se comportent de manière autoritaire, s'ils disent « non » et s'ils imposent des limites aux désirs de leur enfant.

Nous avons peut-être aidé la maman à entendre qu'elle a des droits et peut imposer des limites à sa fille sans pour autant prendre le risque de perdre son affection. L'autorité du médecin consulté a sans doute rendu possible le changement du comportement de la maman sans qu'elle culpabilise excessivement. Saskia a peut-être entendu un discours rassurant, qui la réconfortait tout comme il réconfortait sa maman.

Quand la situation familiale est complexe ou particulière et que ses membres ne souhaitent pas de changement, personne n'a le pouvoir de changer les choses. L'accord de tous est la condition de base indispensable à tout changement qui est expliquée page 188. Lorsque cette condition n'est pas remplie, la situation est bloquée et une tentative d'aide extérieure est vouée à l'échec. J'ai vécu cette expérience dans le cas d'Alexandre (page 80).

La famille désorganisée

En effet, lorsque je propose à la maman d'instaurer un horaire de sommeil régulier, elle me répond que la vie que mène la famille ne le leur permet pas pour l'instant, et qu'ils y penseront plus tard..., peut-être.

Quand ils partent, j'ai la certitude que mes conseils ont été parfaitement inutiles.

Nous avons vu aussi des parents qui, par manque de temps à consacrer à leur enfant, empiétaient sur ses heures de sommeil. C'est ce que faisait la maman d'Arnaud (page 81). Comment résoudre le dilemme ?

Jeux ou limites ?

Nous discutons des besoins de sommeil d'Arnaud, mais aussi du besoin de la maman d'avoir du temps à lui consacrer exclusivement. Nous proposons que le temps soit organisé afin de pouvoir consacrer quelques heures de la journée à son fils uniquement, à un moment où celui-ci en profitera le mieux. Nous lui expliquons la technique de l'apprentissage progressif et nous lui confions un carnet magique de sommeil.

La maman nous affirme que l'apprentissage progressif est impossible. Je tiens bon et lui demande d'essayer quand même, dans l'intérêt de son fils.

Tout est devenu normal après trois nuits. Le premier soir, Arnaud a pleuré pendant près de 70 minutes ; il a pleuré 12 minutes le deuxième soir, et le troisième, 7 minutes. Il ne pleure plus actuellement ni le soir ni la nuit. La maman est ravie. Ils font tous les deux de longues balades d'une demi-heure trois fois par semaine et tous les week-ends, et ce quel que soit le temps.

Nous avons vu des familles qui vivent dans des appartements mal insonorisés et des parents qui, comme les parents d'Aurélie (page 82), ont peur de laisser pleurer leur enfant à cause de voisins irritables. Que faire dans un tel cas ?

Les voisins impossibles

Nous proposons aux parents de reprendre la situation en main — avec l'aide des voisins. Je rédige une « ordonnance » sur laquelle je demande la collaboration des voisins pour une période de cinq nuits. Il leur est promis qu'à l'issue de cette période de traitement ils n'entendront plus pleurer l'enfant la nuit, sauf exception, bien entendu. J'explique aux parents que grâce à la technique de l'apprentissage progressif Aurélie dormira régulièrement après trois à quatre nuits. L'alternative au traitement est évidemment de continuer à vivre la même situation.

Une semaine plus tard Aurélie dort bien et les voisins tant redoutés n'ont pas reçu l'ordonnance et ne se sont heureusement pas manifestés.

Les solutions que l'on offre aux parents peuvent les aider à dépasser une situation bloquée par leurs désirs contradictoires. Notre aide ne leur apprend malheureusement pas à acquérir un comportement adéquat à l'égard de leur enfant. Mais même si elle n'est pas toujours efficace, nous pouvons au moins apporter une aide morale — ou psychologique.

En revanche, quand la situation évolue correctement, même si elle semble corrigée, elle demeure cependant fort fragile. En effet, si l'anxiété qui empêchait les parents de dire « non » est toujours présente, il n'est pas exclu que des rechutes se produisent.

Il peut parfois être indiqué de demander l'aide transitoire d'une personne compétente. Il arrive assez souvent que je propose aux parents de s'entretenir avec la psychologue de notre équipe. Les parents me disent parfois que ces discussions les ont aidés à mettre des mots sur leurs émotions, et leur ont permis d'en discuter ensuite avec leur conjoint. Dans d'autres cas, les parents se montrent très réticents à l'idée de toute aide psychologique. Ils acceptent les conseils « pratiques », mais veulent en rester là. Et même quand il semble que toute forme d'aide soit vouée à l'échec, les parents — et l'enfant — peuvent être heureux de pouvoir discuter des difficultés de sommeil, et d'être enfin entendus. J'ai reçu une lettre gentiment ironique d'un papa, deux ans environ après que la famille était venue consulter, une seule fois, et ne s'était plus présentée aux consultations suivantes. La lettre se terminait de la manière suivante :

« Vos conseils nous ont beaucoup aidés, même s'ils n'ont pas apporté de solution radicale et qu'il nous a fallu attendre trois ans pour que notre fils dorme convenablement. Notre fils aîné avait fait le même cheminement. Merci quand même, du fond du cœur, pour votre écoute. »

Encore des limites difficiles : quand le désir s'en mêle

Je ne résiste pas au plaisir de vous raconter d'autres histoires de limites difficiles. Les situations dans lesquelles un mauvais sommeil se développe parce que des limites claires ne sont pas imposées à l'enfant sont si nombreuses que je pense qu'il n'est pas inutile de vous en parler encore un peu.

L'enfant qui désire
vit mal les limites

Nous nous trouvons maintenant dans des situations où les parents sont submergés par le désir de leur enfant. Je vous parle maintenant d'enfants plus âgés. Il s'agit d'enfants en âge scolaire, qui jusqu'alors n'avaient souffert d'aucun problème de sommeil. Ils ont habituellement plus de 3 ans quand ils développent des difficultés de sommeil. Tout semble débuter quand ces enfants commencent à manifester une attirance privilégiée pour le parent de l'autre sexe. Beaucoup de petits garçons ont ainsi fort envie de dormir avec leur maman, alors que tellement de petites filles trouvent normal de pouvoir dormir avec leur papa.

Il s'agit de ces émois un peu troubles et de ces changements du comportement propres à l'enfant, qui développe une relation que l'on appelle « œdipienne » avec le parent de sexe opposé.

Lorsque ces enfants nous parlent de leurs insomnies, ils nous racontent souvent des histoires peuplées d'animaux. Le bestiaire que nous décrivent ces enfants est très diversifié, mais on y rencontre surtout des animaux prédateurs qui semblent menaçants.

Tout rentre pourtant aisément dans l'ordre quand les parents imposent des limites. Mais il n'est pas rare que les parents se sentent momentanément dépassés par les demandes de leur enfant.

Éloïse a peur la nuit

Éloïse a 4 ans. Assise devant nous, elle nous dit doucement : « Ze me réveille tout le temps la nuit. Z'ai peur. Ze rêve d'un loup. » Éloïse ajoute : « Z'ai aussi peur des chauves-souris, des ogres et des sorcières. » Ses parents nous confirment que depuis quatorze mois Éloïse refuse de s'endormir et s'éveille en pleurant six à huit fois durant la nuit.

Les parents sont épuisés par les difficultés de sommeil d'Éloïse et font tout ce qu'ils peuvent pour que cessent ces appels nocturnes. Ils lui ont donné des somnifères légers, puis, déçus, ils ont changé de pédiatre. Les traitements n'ont rien fait pour apaiser les cris nocturnes d'Éloïse.

Le papa est tellement occupé par sa profession que la charge d'élever les enfants est entièrement confiée à la maman. Il rentre souvent trop tard le soir pour voir ses enfants. C'est donc la maman, qui les couche. C'est elle aussi qui à force de discussions, de promesses et de menaces, finit par endormir Éloïse vers 23 heures.

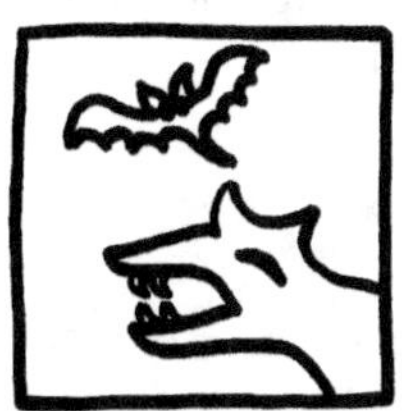

Julien est fâché la nuit

Julien a 3 ans et demi. Il se réveille trois à quatre fois pendant la nuit depuis quatre mois. Il appelle et il vient dans le lit de ses parents. Il est rassuré s'il peut toucher les cheveux de sa maman. Durant la journée, comme lors de l'entretien, Julien est gai et enjoué. L'enfant nous déclare même que « Julien réveille maman, parce que Julien est fâché parce que maman dort avec papa ». Le comportement de Julien a résisté à un médicament sédatif, à un sirop calmant à base de plantes, et aux tisanes de camomille.

Elke est curieuse la nuit

Elke a 5 ans et partage sa chambre avec son frère de 3 ans. Tout allait bien jusque-là, mais depuis quelques mois Elke ne veut plus se coucher le soir et pleure amèrement. Les deux enfants se couchent en même temps. Le frère s'endort sans difficulté, mais Elke rappelle souvent sa maman, qui reste à côté d'elle pour l'endormir. Elke se relève ensuite au moins dix fois. Elle vient dans la chambre de ses parents « pour voir ce qu'ils font ». Elle réclame un verre d'eau ou doit faire pipi, elle a faim ou demande des câlins. Puis, à chaque fois, elle insiste pour que l'on laisse les portes ouvertes. Lorsqu'ils veulent la reconduire dans sa chambre, Elke dit à ses parents qu'elle a peur des voleurs et des loups. Sa maman nous rapporte qu'Elke lui aurait aussi déclaré : « Je sais pourquoi je pleure, mais ne ne veux pas te le dire. » Elle a également affirmé à plusieurs reprises à sa maman : « Tu as de la chance de ne pas dormir toute seule. » Elke dort sans le moindre problème quand elle est chez ses amies.

Le comportement d'Elke est parfait à l'école. Elle a cependant de nombreux conflits avec sa maman à la maison et elle refuse de lui obéir. La maman est perturbée de savoir que sa fille est si chagrine quand elle s'endort.

Voici une autre histoire d'Œdipe insomniaque, dans laquelle les animaux et les voleurs prennent une place très importante.

Noémie, les serpents et les voleurs

Noémie a 5 ans et s'éveille au moins une fois chaque nuit depuis bientôt six mois. Ses éveils surviennent vers 4 heures du matin et se prolongent souvent pendant plus d'une heure. Elle appelle son papa. Elle lui dit qu'elle a peur « des serpents qui attaquent les enfants et des voleurs qui pénètrent la nuit dans la maison ».

J'explique à Noémie ce que je pense des désirs des petites filles qui trouvent injuste que les parents puissent dormir ensemble alors qu'elles doivent rester toutes seules dans leur lit. Je lui propose de dessiner ses peurs le soir avant de se coucher.

Une semaine plus tard, Noémie nous montre des dessins de maisons pleines de serpents avec des hommes habillés de noir qui entrent par les fenêtres. Elle nous commente ses dessins et elle nous dit qu'elle continuera certainement à avoir peur tant qu'elle ne pourra pas dormir avec son papa qui la protégerait.

Que pouvons-nous conclure de toutes ces scènes d'insomnie ? D'abord, qu'elles sont des manifestations parfaitement normales. Tous les enfants ressentent ces émois, mais certains les manifestent de façon plus précoce ou plus visible que d'autres.

Ensuite, que ces changements de comportement sont le plus souvent transitoires. Ils disparaissent de manière spontanée après quelques mois — ou parfois quelques années. Enfin et surtout, que lorsque les choses sont discutées de manière claire avec l'enfant nous pouvons aisément interrompre ces éveils nocturnes, pour autant bien entendu que les parents collaborent à l'amélioration du comportement de l'enfant.

La magie des mots, des gestes et des dessins est une arme très efficace pour combattre les animaux et les voleurs qui menacent le sommeil des enfants amoureux. Je vais vous le montrer.

Quand l'enfant s'en sort

Je vous ai raconté des histoires d'animaux redoutables et d'enfants désireux de dormir avec le parent de sexe opposé. Nous nous sommes dit que ces « situations œdipiennes » peuvent à bon droit être associées aux problèmes de limites que nous avons déjà explorés. Les parents ne mettent pas de limites claires au désir de l'enfant de venir dormir avec eux.

Revoyons ce que l'on peut faire en pratique pour aider ces familles envahies par le désir de leur enfant. La situation nécessite parfois que l'on fasse appel à l'imagination des parents pour trouver une issue favorable. Un peu de magie fait souvent bien mieux dans ces circonstances que de longs discours. Commençons par l'histoire d'Éloïse (page 92).

Éloïse avait peur la nuit

Nous proposons à Éloïse de dessiner chaque soir les loups qui lui font peur et de revenir nous voir dans une semaine. Éloïse apporte une liasse de dessins à la deuxième rencontre. Ils sont beaux, très bien coloriés, et montrent des loups dont l'aspect est plutôt gentil. Les dessins s'accompagnent de fleurs, d'arbres de Noël et de petits cœurs. Ses créations sont lumineuses et joyeuses. Sur un des dessins un loup est présenté dans un coin de la maison alors qu'un couple d'adultes sont debout et se donnent des baisers. Pendant que je discute avec Éloïse la maman s'impatiente. Nous ne faisons rien, dit-elle, et au contraire les nuits de sa fille s'aggravent et ses éveils deviennent encore plus fréquents.

Nous discutons des circonstances difficiles de l'endormissement. Je propose alors à Éloïse et à son papa de faire peur aux loups. Tous les soirs, le papa devra être présent quand il est l'heure de mettre sa fille au lit. C'est lui qui la mènera devant sa chambre. Il ouvrira la porte, il entrera le premier, et il criera d'une voix très forte : « Allez, loups, chauves-souris, ogres et sorcières, filez. Je suis là et je vous chasse de la chambre de ma fille. Cessez de faire peur à ma fille Éloïse. Allez, filez tous. » La chasse aux loups, chauves-souris, ogres et sorcières devra se faire tous les soirs à la même heure. Ils finiront par avoir tellement peur du papa d'Éloïse qu'ils partiront tout à fait et ne reviendront plus. Éloïse continuera à faire des dessins de ses peurs, et avec sa maman elle remplira le carnet magique de sommeil. Je demande qu'ils reviennent nous voir une semaine plus tard.

Lors de la visite suivante Éloïse est souriante. Ses peurs ont disparu grâce à son papa. Elle s'endort facilement et ne s'éveille plus que de manière occasionnelle. Ses dessins sont lumineux. Sur l'un des tout premiers, on voit un loup ficelé et attrapé sous un filet. Les dessins qui suivent représentent sa maison et tous ses étages. Éloïse est rassurée, il n'y a plus de loup. Elle dit : « Ma fille a 7 ans, elle s'appelle Hélène, elle est contente car il n'y a plus de loup. » C'est maintenant avec sa fille imaginaire qu'Éloïse va dormir le soir pour ne pas être seule. Un coup de téléphone passé un an plus tard nous confirme qu'Éloïse continue à bien dormir.

La magie de l'exorcisme est surtout efficace parce que le papa s'est directement mis en situation pour chasser les loups, les chauves-souris, les ogres et les sorcières, tout en faisant bien comprendre à sa fille que la situation était changée maintenant et qu'Eloïse ne devait plus venir dans son lit la nuit.

La solution est aussi tout simplement la mise en évidence du rôle protecteur et « puissant » du papa. L'enfant est rassuré et les problèmes de sommeil disparaissent par magie.

Nous avons rencontré des situations œdipiennes clairement exprimées par l'enfant sans qu'il ait le besoin de recourir à des symboles d'animaux prédateurs. C'était le cas de Julien (page 93). L'aide que l'on peut apporter à la famille est tout à fait semblable à celle que nous avons discutée dans les situations d'absence de limites (page 83). Pour illustrer cette solution, poursuivons l'histoire de Julien.

Julien était fâché la nuit

J'explique à Julien qu'il est bien normal d'avoir envie de dormir avec sa maman. Je lui dis aussi que maintenant il va dormir dans son lit, dans sa chambre, parce que ses parents le lui demandent et parce qu'ils sont très fatigués. Nous proposons aux parents de reconduire Julien systématiquement dans sa chambre s'il vient encore la nuit. Et si nécessaire, de fermer la porte de sa chambre à clé. Une semaine plus tard, la famille a soigneusement rempli le carnet de sommeil. Il y a une nette amélioration, sans qu'il ait fallu recourir à une porte fermée à clé, mais Julien vient encore une fois toutes les deux nuits. Je félicite Julien, et je propose aux parents de l'interpeller la nuit lorsqu'ils entendent que Julien se réveille. Ils doivent le calmer par la voix et lui dire : « Dodo, Julien, c'est trop tôt, tu dois encore dormir. »

Quinze jours plus tard, tout semble normalisé. Non seulement Julien ne vient plus la nuit, mais de plus il n'appelle pratiquement plus.

Elke était curieuse la nuit

Nous parlons, Elke et moi, de l'envie qu'ont beaucoup de petites filles de dormir avec leur papa. C'est si normal et cependant ce n'est pas possible puisque le papa est déjà marié avec la maman. Les enfants se marient plus tard, quand ils sont grands et alors ils dorment avec leur mari ou leur femme. À leur tour, ils ne sont pas contents si leur enfant vient les déranger la nuit.

Je négocie avec Elke et lui propose de se coucher cinq minutes après son frère, qui est quand même plus petit qu'elle. Après tout, les grands ne pleurent pas la nuit mais ils se couchent plus tard. J'offre un carnet magique à Elke. Je lui dis qu'elle doit rappeler à sa maman qu'elle doit dormir seule le soir, si sa maman l'oubliait et voulait rester à côté d'elle.

Je revois Elke et sa maman deux semaines plus tard. Elke s'est couchée dès le premier soir sans le moindre problème « comme par un coup de baguette magique », dit la maman. Elle ne s'éveille plus la nuit.

Elke m'avoue, comme un grand secret, qu'elle ne veut pas que nous continuions à parler de tout ceci, pour que cela ne se sache pas en dehors de nous, et que l'on ne se « moque pas parce que j'étais un petit bébé ». Et puis Elke me confie tout bas aussi que la nuit, parfois, « mon gros ours monte dans mon lit et vient me déranger en me donnant plein de bisous ».

Je peux confirmer à la maman que l'Œdipe de sa fille se poursuit tout naturellement et que l'essentiel pour la famille est atteint : Elke dort et ne pleure plus la nuit.

Il est rare que je doive solliciter l'aide d'une psychologue pour des plaintes nocturnes liées à l'Œdipe de l'enfant. Le plus souvent, les parents réussissent très bien à imposer des limites. Ils apprennent ainsi à contrôler la situation tout en rassurant leur enfant. C'est en cas d'échec seulement, lorsque les parents ne parviennent pas à fixer de limites, que je propose l'assistance transitoire de la psychologue. Ce fut le cas pour Noémie (page 94).

La plupart des situations d'insomnie rencontrées dans ce chapitre consacré à l'« insomnie œdipienne » trouvent une solution simple. La magie des mots, des gestes ou des dessins est une arme très efficace pour combattre les animaux et les voleurs qui menacent le sommeil des enfants.

Noémie, les serpents et les voleurs

Je discute à nouveau des envies bien normales de Noémie. Je lui propose maintenant de dessiner des pièges à serpents et de poser ses dessins par terre autour de son lit. Je lui dis aussi que pour faire plaisir à son papa qui est si fatigué et qui a besoin de dormir elle ne l'appellera plus la nuit.

Quinze jours plus tard, Noémie appelle encore de temps en temps et vient parfois dans la chambre de ses parents. Ceux-ci nous avouent qu'ils n'ont plus l'énergie nécessaire pour reconduire leur fille dans sa chambre et qu'ils la laissent dormir avec eux.

Je demande alors à ce que tous les membres de la famille puissent discuter avec la psychologue pendant quelques séances, pour tenter de dédramatiser la situation et pour aider Noémie à ne plus contrôler le sommeil de ses parents. Tout s'arrange alors après deux séances et Noémie dort seule dans sa chambre sans plus se manifester.

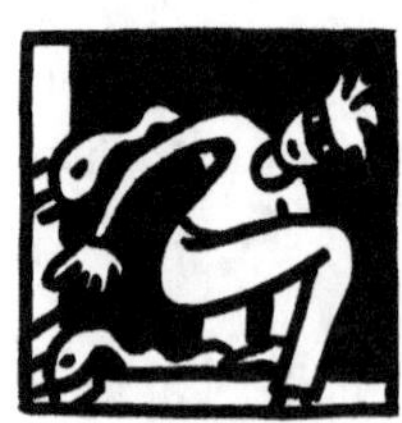

Mais ne nous trompons pas, tout ne se termine pas toujours aussi bien. Si les parents ne sont pas unis dans leur effort pour faire cesser les insomnies de l'enfant, ou si leurs motivations sont opposées, je suis incapable d'améliorer la situation.

Il peut arriver que l'idée que la situation puisse se normaliser aisément ne plaise pas réellement à l'un des parents. Pour des raisons personnelles, comme par exemple le plaisir procuré par les marques d'affection de l'enfant, ou peut-être pour se protéger de son conjoint, l'un des parents peut avoir envie que la situation se prolonge. Dans ce cas, il y a peu de chances pour que les choses s'arrangent rapidement.

Benoît, le récit d'un échec

« Je n'aime pas dormir », me dit Benoît. Il se lève toutes les nuits quatre à cinq fois et va dans la chambre de ses parents pour demander la permission de dormir avec eux. Il a 5 ans et me parle d'un air boudeur. Il explique qu'il ne veut plus dormir sans ses parents et qu'il a peur de ne pas pouvoir trouver le sommeil s'il est seul.

Je propose à l'enfant de dessiner tout ce qui lui fait peur et je lui demande de me promettre de ne plus déranger ses parents la nuit en attendant notre prochaine rencontre.

Nous nous revoyons une semaine plus tard. Benoît n'a été dans la chambre des parents qu'une seule fois. Je le félicite et je regarde ses dessins. L'un représente des loups qui se promènent au rez-de-chaussée de la maison. Un autre montre un voleur qui entre par la fenêtre. Un dernier dessin représente les parents couchés dans leur lit. Quand je le questionne, Benoît répond : « Je suis un peu très beaucoup jaloux. »

Nous parlons des sentiments des garçons et des filles pour leurs parents. La discussion porte essentiellement sur l'aspect tout à fait normal de ces émotions.

Benoît propose alors qu'on déménage sa chambre et qu'il soit installé dans une pièce où il se sent plus en sécurité. Les loups et les voleurs ne pourront pas y entrer. La maman approuve, mais le papa s'oppose vivement à la suggestion de son fils : il fait remarquer que cette chambre ne s'ouvre que sur la leur, et que la nuit il faudra nécessairement que Benoît passe par leur chambre à coucher quand il voudra aller aux toilettes. Il apparaît alors clairement que les parents n'ont pas du tout la même réaction face aux intrusions nocturnes de leur fils. Autant le papa semble prêt à tout pour les faire cesser, autant la maman ne semble pas clairement disposée à ce qu'elles s'interrompent.

Nous nous proposons de nous revoir dans deux semaines. La famille ne revint pas au rendez-vous et ne répondit pas aux lettres par lesquelles nous demandions des nouvelles de Benoît.

Il aurait peut-être fallu faire intervenir une psychologue pour que la situation puisse se débloquer. Il est cependant fort difficile d'intervenir si les parents ne sont pas motivés par une telle démarche.

L'enfant anxieux

Qui est l'enfant anxieux ?

L'enfant peut être anxieux, et ce quel que soit son âge. Le nourrisson peut exprimer sa tension par des vomissements, des cris ou de l'insomnie. L'enfant plus grand perd souvent le sommeil quand il est anxieux — tout comme beaucoup d'adultes d'ailleurs.

J'ai vu des enfants qui ne dormaient plus parce qu'ils avaient associé le sommeil à des situations qu'ils avaient vécues comme traumatisantes. Ces enfants manifestaient alors leur anxiété en pleurant au moment où l'on s'attend à ce qu'ils dorment.

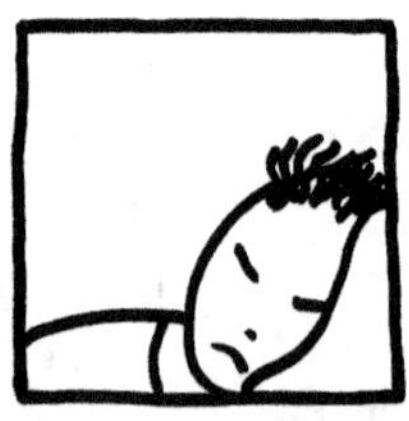

Il existe différentes périodes de l'évolution de l'enfant qui le rendent particulièrement fragile et prompt à vivre des peurs. Nous avons vu ces périodes fragiles page 34.

Les peurs de l'enfant peuvent parfois provenir de causes bien réelles — du moins pour l'enfant — bien que pour l'adulte ces événements prennent l'apparence d'événements banals. Une modification soudaine de la composition de la cellule familiale, par exemple, peut être une circonstance vécue comme menaçante par l'enfant.

Quand la famille change soudain

Charlotte a 4 ans. Elle ne parvient pas à trouver le sommeil le soir. Elle n'ose pas rester seule dans sa chambre, qu'il fasse noir ou qu'une veilleuse soit allumée. Elle appelle et se lève de nombreuses fois : elle a encore faim, elle a très soif, elle doit encore aller aux toilettes, elle a oublié de signaler un détail de sa journée… Charlotte a un sommeil léger et se réveille « au moindre bruit ». Charlotte a aussi des petites angoisses durant la journée. Elle a peur de saint Nicolas, elle a peur du bruit du vent, des chiens, et encore de nombreuses autres choses de la vie de tous les jours. Elle signale parfois des maux de tête, ou des douleurs au ventre mal localisées et pour lesquelles le pédiatre ne trouve pas de cause précise. Sa maman nous dit qu'elle avait elle aussi des peurs semblables quand elle avait l'âge de Charlotte, et qu'elles sont passées avec le temps. Les difficultés de sommeil de Charlotte ont commencé il y a six mois environ, quand ses deux grands frères sont partis vivre en internat. La vie de la famille semble se dérouler sans incident particulier et nous ne parvenons pas à déceler de difficulté particulière dans la vie de l'enfant.

Je propose à Charlotte deux solutions magiques. La première est d'accepter l'idée de rencontrer notre psychologue pendant quelques séances pour parler et dessiner ses peurs.

La seconde solution magique, nous la développons à deux. Charlotte va déclamer : « Zut et flûte, je n'ai pas peur de toi, le noir. » Ensuite elle sifflera trois fois le refrain de la chanson « Frère Jacques ». Alors ses peurs auront peur, et elles partiront.

Charlotte se couche sans problème deux soirs plus tard et ne se relève plus. Elle va voir notre psychologue en compagnie de sa maman pendant deux séances et puis comme tout semble normal, nous ne nous voyons plus.

Des événements peuvent donc avoir un caractère banal pour un adulte, et être très traumatisants pour l'enfant. Le départ simultané des grands frères de Charlotte a peut-être été vécu comme un abandon pour l'enfant, qui a sans doute du mal à retrouver un nouvel équilibre dans une famille qui a changé de taille.

D'autres enfants peuvent se sentir anxieux parce que quelque chose ou quelqu'un a changé dans leur entourage, même en dehors de la maison : j'ai rencontré des enfants qui supportaient mal le départ inopiné d'une gardienne de crèche.

L'histoire de l'enfant peut être associée à un événement précis, qui peut aussi paraître traumatisant pour un adulte. C'est l'histoire par exemple d'enfants qui ne parviennent plus à trouver un bon sommeil après leur retour de l'hôpital où ils ont séjourné pour une maladie ou à la suite d'un accident.

L'origine de l'anxiété de l'enfant ne se trouve pas toujours dans un événement récent, mais peut parfois remonter bien plus loin dans le temps. Il faut alors déployer une attention bien plus soigneuse à l'histoire de l'enfant pour trouver l'origine des peurs qu'il éprouve actuellement.

Dans ces circonstances, l'enfant développe souvent un comportement qui ressemble beaucoup à un malentendu ou à un manque de limites, mais qui est en fait une stratégie qu'il développe pour combattre son anxiété.

Si l'enfant est assez grand, on peut donc l'amener à créer un rituel qui lui permette de contenir ses peurs. On peut l'aider à développer ses propres armes, faites d'autodérision. L'enfant y est sensible et il apprécie souvent la puissance de l'humour face à ses peurs d'enfant.

Dans tous ces cas aucune aide spécialisée ne s'impose. Mais en dehors des situations simples d'anxiété on rencontre quelquefois des états dépressifs graves de l'enfant qui nécessitent une prise en charge médicale spéciale.

John est déprimé

John a été placé dans une famille d'accueil à la suite de mauvais traitements qu'il avait subis chez ses parents. Il a 5 ans et son aspect est celui d'un enfant de 3 ou 4 ans. Il est chétif et pâle. Son visage est terne, peu expressif et ses yeux ont un regard triste.

La famille d'accueil me présente l'enfant parce qu'il a un « mauvais sommeil ».

John reste couché dans son lit pendant des heures, les yeux ouverts. Il geint et balance la tête de gauche à droite. Il dort 4 heures par nuit.

Le contact est difficile à établir avec l'enfant qui garde une expression indifférente et anxieuse durant toute la consultation.

Lorsque l'on touche aux problèmes psychologiques graves, une intervention spécialisée est certainement indispensable. Je propose une prise en charge par un pédopsychiatre pour aider John. Les médicaments antidépresseurs qui sont alors administrés à l'enfant lui permettent de dormir 6 heures d'affilée la nuit. La prise en charge se poursuit pour tenter d'améliorer encore la situation de l'enfant.

D'autres problèmes psychologiques graves peuvent toucher les enfants et perturber leur sommeil. Nous avons vu des enfants souffrant d'anxiété grave dont le sommeil était profondément perturbé, et pour lesquels seule une prise en charge psychiatrique pouvait être envisagée avec des chances de succès.

Ces remarques s'appliquent bien entendu aussi aux enfants qui ont subi un traumatisme grave, à la suite d'une maltraitance sexuelle ou de sévices physiques. Dans ces situations, je n'hésite pas, bien entendu, à faire appel aux spécialistes pédopsychiatres pour aider l'enfant, et accessoirement lui permettre de retrouver un accès normal au sommeil.

Quand l'anxiété des adultes empêche l'enfant de dormir

Nous abordons maintenant des situations dans lesquelles l'anxiété d'un parent empêche l'enfant de trouver un sommeil normal. Il s'agit de circonstances plus rares, sans doute, mais qui méritent que l'on s'y attarde, car si elles peuvent perturber le sommeil de l'enfant, on peut également aisément parvenir à résoudre la situation.

J'illustrerai ce chapitre par quelques exemples choisis au travers de ma consultation. Toutes ces histoires ont ceci en commun que l'enfant capte les émotions de l'adulte et devient, à son tour, inquiet au point de ne plus pouvoir dormir.

Commençons par l'histoire de la dépression chez l'adulte : lorsqu'un parent est dépressif l'enfant supporte mal ce chagrin. Cela retentit sur son sommeil. L'adulte dépressif a également des difficultés à établir ou à maintenir des règles claires face à un enfant inquiet. On se retrouve alors dans une situation doublement problématique, où l'enfant est anxieux en face du parent dépressif et plongé de surcroît dans une situation de manque de limites.

La maman dépressive

Max a 19 mois. Il ne dort presque pas. Il refuse de se laisser mettre au lit et de s'endormir seul, le soir comme le jour. Il est couché sans horaire fixe, et uniquement « quand il tombe de fatigue ». Il s'éveille toutes les heures de la nuit après avoir dormi moins de 2 heures. Quand il dort, il bouge beaucoup et son sommeil est « léger ». La maman intervient dès que son enfant s'éveille et parfois elle s'endort, épuisée, sur le lit de son fils. Durant la journée, Max est un enfant très anxieux qui pleure à l'approche d'un étranger. Il se met aussi à paniquer lorsque sa maman veut lui couper les ongles. Il est irritable et grincheux. Il régurgite beaucoup.

Max est le deuxième enfant de la famille. Le frère aîné était un enfant désiré, alors que Max est venu « par accident ». La grossesse fut difficile et la maman a dû rester couchée. Elle ne désirait pas mener sa grossesse à terme et a refusé de s'alimenter après l'accouchement. Elle est toujours profondément déprimée et un neuropsychiatre l'a prise en charge depuis la grossesse. La maman me dit que s'occuper d'un enfant lui semble déjà une tâche épuisante. Si de surcroît l'enfant pleure et s'agite la nuit elle se considère comme complètement débordée et incapable de faire face à la situation.

J'explique aux parents que j'accepte de m'occuper de Max, mais à la condition de ne devoir lui prescrire aucun médicament. J'offre par contre la possibilité d'inscrire Max à des séances de psychomotricité. Je demande aussi qu'on explique à Max les nouvelles habitudes de sommeil, qu'on le couche à 20 heures, puis qu'on applique la règle de l'apprentissage progressif.

Max revient avec ses parents deux semaines plus tard. Il dort 12 heures par nuit et fait 1 heure de sieste l'après-midi. Il est toujours grincheux, mais il semble nettement moins agité. Je propose que Max continue les séances de psychomotricité, mais surtout que les règles du coucher demeurent inchangées.

Je suis donc intervenu comme dans un simple cas de manque de limites. J'ai donné des instructions claires et simples aux parents, dont la détermination a été renforcée par la bonne évolution du sommeil de leur enfant.

J'ai aussi rencontré des parents, mère ou père, qui avaient connu des difficultés importantes dans le passé et qui se disaient profondément malheureux. Leur état dépressif avait sans doute contribué, à leur insu, à perturber le sommeil de leur enfant.

La détresse familiale n'est parfois pas facile à percevoir. Les troubles du sommeil d'un enfant peuvent être expliqués par tout autre chose, comme par l'invention de malentendus, ou par des problèmes de limites. Les difficultés et les angoisses de la famille responsables de ces malentendus ne sont alors découvertes que lorsque toutes les autres pistes ont été explorées d'abord. C'est ainsi que l'on peut — à tort — être conduit à réaliser des examens médicaux — le plus souvent inutiles — pour exclure une fausse cause physique aux insomnies de l'enfant.

Le faux problème médical

La maman de Manon me dit d'emblée qu'elle est en instance de divorce et qu'elle vit seule avec sa fille de 4 ans. Manon a toujours été un grand souci pour elle, car toute petite elle a fait des arrêts respiratoires et elle a été surveillée par un moniteur respiratoire à domicile pendant près de six mois. Par la suite, vers l'âge de 3 ans, sa fille a présenté des otites et des douleurs abdominales. On a découvert la présence d'un reflux acide gastro-œsophagien qui a été traité par un régime alimentaire et des médicaments. Selon les examens réalisés récemment, tout est rentré dans l'ordre, mais la maman affirme que sa fille continue à avoir des épisodes de douleur qui ressemblent tellement à ceux qu'elle avait avant le traitement de son reflux. Elle est convaincue que le problème médical persiste.

La maman vient me voir parce qu'il y a deux nuits, alors que sa fille dormait à ses côtés, elle ne l'a plus entendu respirer. Elle est certaine que sa fille a eu un arrêt respiratoire très prolongé. La maman nous dit aussi que Manon s'agite en dormant, qu'elle ronfle, transpire de manière abondante, et fait des bruits respiratoires qui ressemblent à ceux d'un adulte qui bloquerait sa respiration en dormant. Le comportement de Manon est pourtant resté le même durant la journée. Elle ne manifeste aucun signe de fatigue, elle ne se plaint pas de maux de tête ni de difficultés de concentration et ses résultats scolaires demeurent excellents.

Appuyée d'un coude sur le bureau, Manon est souriante et confiante. Durant la discussion elle regarde alternativement chacun d'entre nous. Elle semble assister à une conversation qui ne la concerne pas. Quand je discute avec la maman pour savoir si nous attendons que l'épisode se reproduise, ou si elle préfère réaliser un examen de sommeil à la recherche d'éventuelles apnées obstructives, Manon sourit comme si le choix la laissait indifférente. La maman, par contre, insiste pour que l'examen de sommeil puisse se faire le plus rapidement possible. Nous convenons d'une admission au laboratoire pédiatrique de sommeil.

Voyons la suite des événements : l'enregistrement de sommeil de Manon se déroule bien et rien dans les résultats n'indique la présence de troubles respiratoires nocturnes. Les autres examens médicaux qui sont réalisés à l'occasion de l'hospitalisation sont également normaux.

Quand nous nous revoyons pour la deuxième fois, la maman semble soulagée d'apprendre que les examens de sa fille sont bons. Alors, et sans être sollicitée, elle me parle de son divorce, longuement, d'une voix rauque, en se tordant les mains. Je l'écoute sans l'interrompre. Elle me raconte les absences de son mari alcoolique et ses accès de brutalité. Elle parle des interventions autoritaires des avocats, des jugements qui imposent les droits de visite, des signes de peur manifestés par les enfants obligés de séjourner chez leur père qui boit. Elle parle de sa détresse financière et de son anxiété pour tout ce qui touche ses enfants. Je lui dis alors que l'inquiétude de Manon, qui vit cette situation difficile, explique peut-être pourquoi elle a encore mal au ventre alors que les examens sont devenus normaux et pourquoi elle, la maman, est si inquiète que sa fille recommence à avoir des apnées du sommeil. La psychologue de notre équipe propose alors à la maman de les aider. La maman accepte la proposition et nous quitte plus souriante et plus détendue qu'à l'arrivée. Malheureusement, il n'y aura pas de grand changement durant les semaines qui suivront. Un mois plus tard, la maman téléphone à la psychologue pour lui dire que sa fille dort bien et qu'elle ne souhaite donc plus venir aux rendez-vous. Nous n'avons malheureusement pas la certitude de ce qui se passe réellement et la maman n'a plus répondu aux lettres que nous lui avons envoyées par la suite pour demander des informations sur sa fille.

L'anxiété de la maman se cache parfois derrière l'apparence d'un problème médical. J'ai fait réaliser un examen de sommeil car j'étais inquiet que la description faite par la maman ne corresponde chez Manon à la présence d'apnées obstructives durant le sommeil. L'histoire ne s'est peut-être pas terminée aussi bien que je l'aurais souhaité.

Quand l'anxiété des adultes fait jouer un rôle à l'enfant

Nous avons déjà vu diverses situations dans lesquelles des parents anxieux étaient incapables d'établir des limites au comportement de leur enfant. L'enfant semble alors assumer un rôle dans le but essentiel de protéger le parent qu'il sent fragile.

Je distingue essentiellement quatre types de situations dans lesquels l'enfant semble devoir assumer le rôle de mauvais dormeur : le rôle de l'« enfant protecteur », celui de l'« enfant de verre » celui de l'« enfant parfait », et enfin celui de l'« enfant paratonnerre ».

L'ENFANT PROTECTEUR

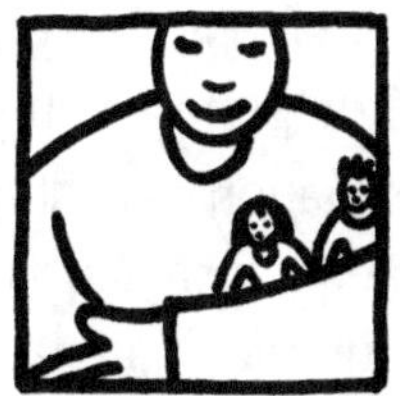

Je rencontre parfois des situations dans lesquelles des enfants se comportent comme s'ils devaient protéger un adulte inquiet, anxieux, ou déprimé. L'enfant protecteur est alors comme le parent de son propre parent.

Delphine, l'enfant parent

Delphine a 3 ans. Elle dort comme quand elle était petite, dans le lit des parents, blottie contre sa maman. Les parents ont tenté de la faire dormir dans une autre chambre et ont essayé, mais en vain, de favoriser son sommeil avec des médicaments sédatifs, puis avec des moyens homéopathiques.

J'apprends que la maman a développé un cancer durant la grossesse. Elle a refusé d'avorter et a décidé de reporter son traitement jusqu'après la naissance de sa fille. C'est alors seulement qu'elle a entrepris une chimiothérapie.

Durant toute la consultation, la maman et sa fille se touchent sans arrêt, elles manifestent une grande complicité et un comportement fusionnel. À un moment, la maman fait un lapsus et, parlant à la place de sa fille, dit : « Nous dormons mieux sur le dos. »

Delphine est très attentive. Elle observe et écoute intensément, assise sur les genoux de sa maman. Quand nous parlons du cancer, Delphine se penche sur sa maman et lui caresse les cheveux en murmurant : « C'est tout maman. » Et puis, quand nous nous mettons à parler des problèmes de sommeil, Delphine réclame sa tétine, descend des genoux et se met à jouer avec l'un des jouets du cabinet de consultation.

Voyons la suite : j'explique que la maman a eu assez de raisons d'être inquiète. Pourtant, pour que la qualité de vie de la famille s'améliore, je propose à la maman de rencontrer notre psychologue. La maman hésite et demande un délai de réflexion. Elle nous rappelle quelques jours plus tard, et accepte de voir la psychologue. Près d'un mois plus tard, Delphine dort seule dans son lit.

Dans ces situations d'enfant-parent, l'enfant insomniaque se comporte comme s'il se croyait obligé de protéger un parent.

Voyons maintenant une situation dans laquelle l'enfant assume non pas le rôle d'un enfant protecteur, mais bien plutôt celui de l'enfant qui doit être protégé parce que les parents lui font comprendre qu'il est beaucoup trop fragile.

L'ENFANT DE VERRE

Qui est l'enfant de verre ?

L'enfant de verre est vécu par sa famille « comme s'il était fragile comme du verre ». Il est considéré comme tellement fragile qu'il faut l'entourer de toutes les précautions possibles, de peur qu'il ne se casse — ou ne tombe malade. Tout s'organise autour de l'enfant pour éviter l'accident, ou la maladie qui le menace.

Avec le temps, tout se passe comme si l'enfant finissait par se comporter conformément à l'attente des parents. Il demande de l'aide, ne manifeste aucun signe d'autonomie et semble dépendre entièrement de son entourage pour sa survie.

L'enfant de verre ne peut pas être plus autonome le soir et la nuit qu'il ne l'est le jour. Il ne parvient pas à s'endormir seul, ni à retrouver le sommeil sans l'aide de ses parents la nuit.

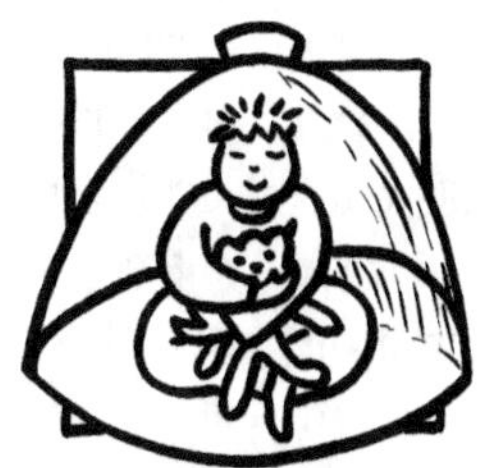

Comment devient-on un enfant de verre ?

L'anxiété des parents au sujet de l'enfant de verre peut avoir des origines diverses. Elle peut provenir de l'histoire de la famille, des circonstances de la grossesse, ou encore de l'histoire de l'enfant lui-même.

L'anxiété des parents est telle qu'ils ne peuvent alors plus instaurer de règles de conduite et de limites à l'enfant. Beaucoup de familles s'inventent des rituels pour conjurer leur inquiétude, et c'est ainsi que des malentendus et des problèmes de limites se greffent sur les habitudes de sommeil, et aggravent encore les problèmes nocturnes. Par exemple, la famille assiste souvent à l'endormissement de l'enfant, qui est considéré comme incapable de s'endormir seul. Comme vous le savez bien maintenant, ces erreurs d'attitude lors de l'endormissement contribuent à favoriser les éveils nocturnes.

J'arrête mes explications et je vous propose d'assister à la consultation d'un enfant de verre.

Thomas, le jumeau fragile

Thomas est un beau garçon de 15 mois, qui n'a jamais dormi une nuit complète depuis sa naissance. Les problèmes de sommeil se sont encore aggravés depuis trois mois, sans raison apparente. Thomas ne parvient plus à s'endormir seul le soir et il s'éveille fréquemment la nuit.

Thomas est un petit garçon craintif durant le jour. Il se colle aux genoux de sa maman durant la première visite, et il regarde tout autour de lui sans sourire. Il semble fatigué, bâille et se frotte les yeux. Thomas a un frère jumeau. La grossesse des enfants s'est fort mal déroulée. La maman a eu des hémorragies dès le premier mois de la grossesse et a dû rester couchée. Le gynécologue a annoncé à plusieurs reprises que la maman allait perdre les enfants. La naissance a quand même eu lieu presque au terme de la grossesse. Les parents expliquent que contrairement à son frère jumeau, Thomas est un enfant particulièrement fragile, et qu'il a failli mourir dès la naissance. Il pesait 400 g de moins que son jumeau et fut placé en couveuse, alors que son frère avait accompagné la maman dans sa chambre. Thomas a ensuite présenté des difficultés d'alimentation dues à une intolérance aux sucres. Il a eu des vomissements répétés qui ont nécessité cinq changements de types de lait.

Thomas est décrit par ses parents comme un enfant dominé par son frère. Thomas a marché trois semaines plus tard que lui, et il a toujours nécessité beaucoup plus d'attention. Contrairement à son frère, Thomas réclame sa maman tout le temps et ne s'en sépare qu'avec difuclté. Ce comportement lui a valu d'ailleurs le sobriquet affectueux de « pot de colle ».

Les problèmes de sommeil de Thomas n'ont jamais été observés chez le jumeau. Le soir, Thomas et son frère sont couchés vers 20 heures. La maman s'occupe de Thomas, pendant que le papa couche le frère dans une autre chambre. La tâche de coucher Thomas a été dévolue à la maman, car il est particulièrement difficile à endormir. Sa maman reste à ses côtés jusqu'à ce qu'il se calme et s'endorme. Elle lui masse le dos et lui fredonne des chansons pendant les 45 minutes que nécessitent son endormissement. Thomas s'éveille quand même six à sept fois par nuit. L'enfant a manifesté le même comportement les rares fois où il est allé dormir chez ses grands-parents maternels.

Voici comment les choses se sont passées ensuite : j'explique aux parents qu'ils me communiquent l'impression que Thomas est un petit bonhomme en verre. Il semble si fragile qu'il pourrait se casser si on n'y prenait garde. Un malentendu s'est alors installé dans la relation entre Thomas et ses parents. Si Thomas a pris l'habitude de s'endormir le soir caressé par sa maman, lorsqu'il s'éveille la nuit il ne pourra pas s'endormir s'il n'est pas à nouveau en contact avec elle.

Thomas, très sérieux, écoute avec une grande attention. Je conseille alors aux parents d'offrir à Thomas de nouvelles habitudes de sommeil. Je propose de le coucher, comme son frère, et de le quitter encore éveillé dans son lit, puis d'appliquer la règle de l'apprentissage progressif. Je leur confie un carnet magique de sommeil.

Les parents reviennent souriants et détendus deux semaines plus tard. Dès le premier soir, Thomas s'est endormi seul après avoir pleuré pendant 5 minutes environ. Au bout de trois soirs, Thomas n'a plus pleuré lorsqu'on le mettait au lit. C'est maintenant alternativement la maman ou le papa qui le couche. Thomas ne s'éveille plus la nuit, à l'exception d'un éveil bref toutes les deux à trois nuits. À chaque fois Thomas s'endort à nouveau sans l'intervention de ses parents.

Le comportement de Thomas a changé de manière marquante durant la journée. Thomas refusait le petit déjeuner durant les quatre premiers jours. Il boudait ses parents et ne voulait pas les regarder. Il fait maintenant une sieste d'1 heure l'après-midi. D'autres changements de comportement sont apparus également. Il est beaucoup moins « pot de colle » et joue seul dans une pièce sans réclamer la présence de sa mère. Son attitude a aussi fortement changé par rapport à son frère qui jusqu'à présent le dominait. Il se bagarre maintenant pour réclamer les jouets convoités, et il a été surpris, récemment, brandissant une touffe de cheveux arrachés au crâne de son jumeau.

Le rôle d'enfant de verre devait être pesant pour Thomas. La rapidité et la facilité du changement témoignent peut-être du soulagement vécu par l'enfant lorsqu'on l'a privé du rôle qu'il incarnait pour ses parents. Son accession à un début d'autonomie est devenu manifeste la nuit comme le jour, et Thomas a rapidement brisé sa prison de verre.

Le malentendu qui entourait l'endormissement de Thomas était important. L'enfant ne s'était jamais endormi seul le soir sans un contact physique avec sa maman. Le malentendu résultait probablement de l'image que ses parents avaient de lui, l'enfant de verre. La fragilité qu'ils lui attribuaient les poussait à maintenir un contact physique étroit. La difficulté de se séparer se manifestait la nuit, lors du coucher et des éveils, mais également durant la journée, quand Thomas « pot de colle » résistait à la séparation.

Je trouve souvent une histoire de mort dans le passé d'un enfant de verre. L'histoire ne m'est pas toujours racontée de manière spontanée et je dois questionner les parents sur l'histoire de la famille pour en être informé. Il peut s'agir de la mort d'un proche, disparu durant la grossesse et dont les parents n'ont pas fait le deuil. Il peut aussi être question de la mort d'un frère aîné ou d'une sœur aînée.

C'est parfois de l'histoire médicale de l'enfant que naît l'inquiétude des parents et les difficultés de sommeil de l'enfant. Une maladie ou un accident survenus durant les premiers mois de la vie peuvent avoir profondément ébranlé la confiance des parents. Voici l'histoire de Florent.

Florent a eu des convulsions

Florent a fait un épisode de convulsions à l'occasion d'une poussée de fièvre, il y a quatre mois. Cet épisode de convulsions fébriles a fort inquiété les parents, bien que les médecins aient tenté de les rassurer et qu'aucun traitement particulier n'ait été prescrit. La peur des parents s'est encore accrue il y a un mois, quand l'enfant a fait un nouvel épisode de convulsions lors d'une autre poussée fébrile. Les parents disposent maintenant d'une ampoule d'un médicament antiépileptique qu'ils doivent administrer à l'enfant par voie rectale s'il convulse à nouveau.

Florent a 17 mois et a toujours mal dormi. Depuis trois semaines l'enfant refuse de dormir ailleurs que dans le lit de ses parents. C'est pourquoi ils viennent consulter.

Je discute avec les parents de leur anxiété et des limites à mettre au comportement de Florent s'ils désirent arriver à bout des éveils nocturnes. Nous nous fixons rendez-vous une semaine plus tard.

Les choses ont un peu changé pendant ce temps. Florent ne dort plus dans le lit des parents, mais dans son berceau, qui est placé juste à côté du lit des parents. La nuit quand il s'éveille, la maman lui dit : « Chut, Florent, dors », et l'enfant se rendort.

Je discute avec les parents de leur anxiété et des convulsions fébriles. Les parents reconnaissent qu'ils ont tellement peur que Florent ne convulse encore la nuit à leur insu, qu'ils ont beaucoup de mal à admettre de le laisser dormir en dehors de leur surveillance. Malgré mon insistance, les parents décident de maintenir le berceau de Florent dans leur chambre et promettent qu'ils reprendront contact quand ils seront disposés à faire dormir leur fils hors de leur contrôle immédiat. Ce contact n'a jamais eu lieu.

L'enfant de verre peut souffrir d'un vrai handicap

L'enfant de verre peut parfois souffrir d'un handicap physique réel qui suscite chez ses parents un besoin très normal de protection. Ces conditions favorisent alors facilement le développement de malentendus et rendent difficile l'instauration de limites. L'enfant comprend peut-être moins bien les injonctions de ses parents, et ceux-ci peuvent se sentir culpabilisés de jouer au gendarme avec leur enfant handicapé. C'est le genre de situation que je rencontre avec les enfants victimes de malformations ou d'infections congénitales, comme les enfants mongols, les enfants sourds ou les enfants aveugles.

Antonin, l'enfant aveugle

Antonin a 4 ans. Il est aveugle de naissance. Il n'a jamais vraiment bien dormi, mais la situation s'est fortement détériorée depuis quelques mois. Antonin refuse d'être couché le soir, il se relève, appelle, et manifeste sa mauvaise humeur jusqu'au moment où il est autorisé à s'endormir avec ses parents. À partir de ce moment, il dort sans s'éveiller. Antonin dort par contre très facilement chez ses grands-parents. L'enfant est gai durant la journée, et il fréquente une école spéciale dans laquelle il est bien intégré.

Même dans ce cas, des solutions demeurent possibles. Voici ce qui a été fait : je propose aux parents d'établir les règles d'apprentissage progressif pour rassurer Antonin et l'aider à trouver un rythme de sommeil qui convienne à toute la famille. Un carnet magique de sommeil est le témoin de la bonne évolution de l'enfant. Une semaine plus tard, tout le monde dort sans difficulté.

Les parents d'Antonin avaient des raisons bien évidentes de vouloir protéger leur fils et de le considérer comme particulièrement fragile. Pourtant, comme pour tout garçon de son âge, Antonin semble avoir tiré un vrai bénéfice de sa confrontation à des règles de sommeil précises.

J'ai envie de vous raconter encore une histoire semblable, parce qu'elle nous permet d'être optimiste quant à nos chances de traitement : en effet, l'évolution peut être positive même dans des situations qui paraissent désespérées.

L'enfant mongol

Jeremy est atteint d'une trisomie 21, c'est un enfant « mongol ». Il a 5 ans, et il ne dort plus correctement depuis l'âge de 2 ans. Les problèmes se sont accrus progressivement malgré l'usage de médicaments sédatifs et d'anxiolytiques. Jeremy a peur la nuit ; il hurle si ses parents n'interviennent pas. La lumière reste en permanence allumée dans sa chambre et l'un de ses parents dort dans son lit à ses côtés, en lui tenant la main. Malgré tout, Jeremy s'éveille encore au moins vingt fois par nuit.

Les parents viennent me voir désespérés. Ils m'apprennent que le médecin propose, à cause des problèmes de sommeil de Jeremy, de le placer dans une institution pour enfants handicapés. Les parents voudraient tout faire pour empêcher cette issue.

Nous discutons des habitudes et des goûts de Jeremy, de ce qu'il parvient à faire le jour et de ses demandes. Je constate alors que le comportement de Jeremy ressemble assez à celui d'un enfant de 2 ans. Je propose à la maman de considérer que les problèmes de sommeil de son fils sont tout simplement ceux d'un enfant de 2 ans et qu'il faut donc les traiter comme tels. J'ex-

plique que Jeremy a besoin de limites à son comportement. L'absence de limites le rend plus inquiet, alors que des limites claires ne peuvent que le sécuriser, même si dans un premier temps il est furieux.

J'explique la technique de l'apprentissage progressif et je confie à la famille un carnet magique. J'insiste sur la nécessité qu'il y aura à fermer la porte de Jeremy à clé s'il refuse de rester dans sa chambre la nuit. À ce moment des explications, Jeremy répète mes injonctions, se fâche, et puis veut s'enfuir du cabinet de consultation. Son père le retient, et Jeremy se débat et crie qu'il refuse que l'on ferme la porte à clé.

La famille revient une semaine plus tard. Tout va beaucoup mieux. Jeremy a fait une crise de colère très violente le premier soir lorsque sa porte fut fermée à clé. Il dort bien depuis, et ne s'éveille que de manière occasionnelle, entre 3 et 5 heures du matin. Il demande de lui-même à pouvoir aller se coucher. Il y va seul et laisse la lumière allumée. Il n'est plus question maintenant d'envoyer Jeremy dans un centre spécialisé.

Trois mois plus tard, Jeremy s'éveille toujours brièvement une fois par nuit. Je conseille aux parents de maintenir leur attitude de fermeté, ce qu'ils acceptent fort volontiers.

Un enfant atteint de lésions cérébrales importantes peut donc aussi souffrir d'un manque de limites. Le problème médical de l'enfant est certainement suffisant pour qu'il soit traité comme un enfant de verre. Si les mauvaises habitudes disparaissent, le sommeil de l'enfant s'améliore de manière très nette, même si les problèmes neurologiques sont toujours présents.

L'ENFANT PARFAIT

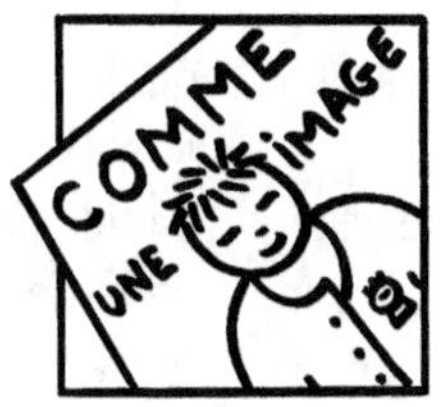

Nous rencontrons maintenant des enfants un peu plus grands. L'enfant de verre a grandi. Il n'est plus considéré comme si fragile, mais les peurs des parents au sujet de sa santé sont pourtant toujours présentes. L'enfant s'adapte comme il le peut. Il fait tout pour rassurer ses parents et développe une attitude qui lui donne tous les aspects d'un enfant parfait — ou presque parfait, car la nuit il ne parvient pas à dormir.

Billie est trop poli

La maman de Billie est venue toute seule pour me parler de son fils. C'est une belle grande jeune femme, d'une quarantaine d'années. Elle est médecin et d'emblée explique qu'elle vit dans une famille aisée et parfaitement unie. Son mari, plus âgé qu'elle, est un chirurgien connu, très occupé par sa profession.

Elle est venue seule, dit-elle, car son enfant est trop fragile et trop sensible pour que la conversation puisse se dérouler en sa présence. La maman parle abondamment et explique que Billie, âgé de 5 ans, a été suivi par une neuropsychiatre pour différentes raisons : parce qu'il se balançait le soir pour s'endormir quand il était petit, parce qu'il avait été difficile à l'école, ou encore parce qu'il avait des problèmes de sommeil. La psychiatre avait tenté de rassurer la maman, mais celle-ci demeurait inquiète au sujet de la fragilité de son fils.

Billie ne parvient pas à s'endormir seul le soir et il réclame la présence de sa maman. L'endormissement est difficile et peut prendre plus de deux heures. L'enfant s'éveille plusieurs fois la nuit et réclame ses parents.

La maman décrit Billie comme étant doux et calme. C'est un petit garçon parfait durant la journée, à la maison comme à l'école. Il ne se fâche jamais, et est tout en retenue. Il est comblé d'affection par ses parents et par ses grands-parents qui vivent dans la même maison. Billie tombe souvent malade. Toute sa petite enfance a été compliquée par l'histoire d'une méningite bactérienne qu'il a développée vers l'âge de 2 mois. Il avait été considéré comme perdu par le médecin de famille, mais les suites de l'infection avaient heureusement été banales. La famille continue cependant à être inquiète dès que Billie tombe malade, ou même simplement quand il se fatigue. La rencontre avec Billie a lieu une semaine plus tard, en présence des deux parents. Le papa, un homme sympathique et détendu, s'assied en nous disant en guise d'introduction : « La séparation de mon fils et de sa mère est très difficile le soir. » Il ne dira plus rien durant tout le reste de l'entrevue. Billie est un très beau garçon de 5 ans, bien habillé et sagement assis les mains sur les genoux qu'il tient serrés. Durant toute la consultation, il reste le regard fixé sur le bureau. La maman attend, assise sur une troisième chaise qui a été mise à sa disposition.

Voici comment la situation évolua : quand je le questionne, Billie confirme qu'il ne parvient pas à s'endormir seul le soir, mais il ne signale pas de peur particulière. Après avoir longuement parlé de son école, de ses jeux, je lui demande s'il connaît des « gros mots », comme pipi, caca, merde… Billie me regarde surpris et amusé, mais il reste muet et n'ose pas répondre. Ses parents ne bougent plus.

Nous parlons alors de dessins, et Billie accepte de dessiner un chat, qui ressemble au sien. Il s'amuse et réagit quand à sa demande d'un dessin de chien, je lui dessine un point sur le papier au-dessus d'une ligne, en disant qu'il s'agit d'un chien tout au bout du jardin.

La conversation devient irrationnelle et s'anime. Billie commence à sortir de sa réserve, sa voix est plus forte et plus aiguë, et il prend l'initiative de la conversation. Ses interventions sont d'autant plus énergiques que je poursuis mes explications des changements d'habitude qui l'attendent à la maison. Quand il est question de devoir fermer la porte à clé s'il refuse de rester seul dans sa chambre à l'heure du coucher, Billie se met à hurler « merde, caca, con », il agite les bras, froisse les dessins alignés sur la table et me les lance avec violence. L'agitation est telle que je dois crier moi-même pour me faire entendre et pour pouvoir expliquer la technique du carnet magique de sommeil. À ce moment, Billie saute de sa chaise et va se réfugier en boule en dessous de la table d'examen. L'entretien se termine, les parents remercient d'un air incertain et Billie court hors du bureau en criant qu'il ne reviendra plus. À ce moment, surpris et dépassé par la situation, je lui donne raison.

Billie et sa maman reviennent deux semaines plus tard. La maman est épanouie et m'apprend que le soir même de notre entrevue, Billie s'est couché et s'est endormi sans problème. Il dort maintenant avec un ours en peluche, ce qu'il avait toujours refusé de faire jusqu'alors. Il se montre beaucoup plus calme et indépendant le jour et ne cherche plus la proximité de sa maman.

Billie a sans doute reçu la permission de ne plus être un enfant parfait, tout en demeurant un enfant dont on se soucie. Il a découvert à 5 ans le droit d'être turbulent, grossier, désobéissant, sans cesser d'être aimé. Il a pu jouer, devenir autonome, sans devoir être grand et sage. En boule sous la table d'examen, et le soir avec son ours en peluche, Billie peut être un tout petit garçon. Il peut jouer, exprimer sa révolte, régresser comme un tout petit enfant. Il a gagné un peu sur le chemin de l'autonomie, dans une famille très soudée où l'indépendance est vite ressentie comme une trahison. La crise durant le premier entretien a peut-être été la clé que Billie a saisie pour ouvrir une porte vers sa liberté.

En résumé

L'enfant de verre est donc l'enfant désigné fragile ou malade par les parents ou l'entourage familial. L'enfant s'adapte à l'image que l'on a de lui en développant un comportement inquiet. Plus tard, l'enfant parfait fait tout pour combler l'anxiété des parents, au détriment de sa propre tranquillité d'esprit – et souvent de son sommeil.

L'enfant paratonnerre

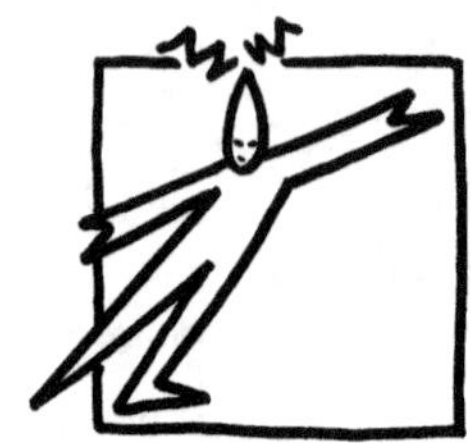

L'enfant paratonnerre est l'enfant qui attire sur lui la foudre pour épargner ses parents. Il se sent obligé de contrôler la situation familiale. Il se désigne aussi comme le sujet déviant. On peut l'appeler également l'enfant à problèmes ou l'enfant symptôme. C'est lui qui devient le problème dans l'espoir de sauver une famille à problèmes. L'enfant concentre toute l'attention sur lui. L'énergie de ses parents lui est consacrée et ne peut plus être utilisée pour alimenter leurs propres disputes.

L'enfant considère qu'il a pour rôle de protéger le couple de ses parents. Il se vit comme tout-puissant, et ayant le pouvoir d'empêcher que ses parents ne se disputent. Il fera tout pour mettre son pouvoir en pratique. Il ira jusqu'à en perdre le sommeil.

À première vue, on peut croire que le trouble est le fait d'un malentendu, ou qu'il n'est qu'une manifestation classique de manque de limites. Mais si on fait bien attention, on se rend compte que la situation est bien plus difficile à vivre pour l'enfant et bien plus compliquée à traiter.

Tanguy est insomniaque

Les parents de Tanguy sont épuisés. Ils ne dorment plus depuis la naissance de leur fils, qui a 22 mois, et ils ont l'impression que les choses s'aggravent encore. Ils ont tenté de contrôler le sommeil de leur enfant en modifiant l'orientation du lit dans la chambre, ou en le couchant dans une autre chambre. Sur les conseils du pédiatre, ils ont administré à Tanguy un calmant léger et puis un sirop calmant particulièrement efficace. Mais en vain.

Tanguy refuse de s'endormir. Il hurle et se débat tellement lorsque les parents veulent le coucher que l'habitude a été prise, le soir, de le laisser s'endormir sur un fauteuil, assis entre ses parents, en face de la télévision. Tanguy finit par trouver le sommeil entre 22 heures et minuit. Il est alors précautionneusement porté endormi dans son lit, installé juste à côté de celui de ses parents.

À partir de minuit, Tanguy s'agite, appelle, pleure et exige tant que les parents finissent par le prendre dans leur lit. Durant la journée, Tanguy est capricieux, nerveux et inquiet et demande une attention constante. Il a développé de l'eczéma sur les genoux et les coudes, mais la recherche d'une allergie est restée infructueuse.

Le médecin traitant qui nous envoie la famille nous fait savoir qu'il existerait vraisemblablement des difficultés dans le couple des parents. Durant la consultation, il semble régner une tension importante entre eux, alors que Tanguy écoute la conversation et joue peu. Il a l'air fatigué. Il est pâle et a les yeux cernés. Il parle encore fort peu pour son âge. Les parents me disent que parfois leur fils ressemble « à un zombie », et reste à moitié endormi au milieu de ses jeux.

Nous discutons longuement des malentendus et de leur traitement. Je donne à Tanguy un carnet magique de sommeil, qu'il serre aussitôt contre lui. Une semaine plus tard, Tanguy dort un peu mieux. Il est couché sans difficulté, s'endort en quelques minutes, mais il se réveille encore deux à sept fois par nuit. Durant la journée, le comportement de Tanguy s'est amélioré. Il est devenu plus vif, plus joyeux et fait près d'une heure de sieste l'après-midi après avoir mangé.

Tout n'est pas encore fini pour autant. Les éveils nocturnes persistent et semblent résister aux conseils. Je propose à la maman de discuter de la suite des mesures à instaurer. C'est alors que la maman nous explique que son mari ne voudra pas le changement. Son mari et elle se disputent souvent de manière orageuse.

Je commence alors à mieux comprendre pourquoi le petit Tanguy se sent obligé de veiller si tard, entre ses parents, sur le fauteuil, et pourquoi à force de pleurer, il termine ses nuits entre ses parents. Tanguy se comporte comme un enfant paratonnerre. Toujours sur ses gardes, toujours attentif aux relations entre ses parents et à leurs disputes, il se dépense en une surveillance continue.

Tanguy est un enfant paratonnerre, qui attire la foudre pour épargner le reste de la famille. Il se désigne comme fauteur de trouble, dérangeant et objet des colères de ses parents. Mais au moins s'assure-t-il que ses deux parents sont fâchés ensemble contre lui.

Voici comment la situation a évolué : je propose aux parents de les mettre en rapport avec des personnes qui pourront les aider, mais ils refusent mon offre. Ils ne se présenteront plus aux rendez-vous suivants. Ils se séparent six mois plus tard : le papa quitte la maison, et j'apprends que quelques jours plus tard, Tanguy dormait tout à fait normalement.

Pourquoi des problèmes de limites se développent-ils ?

Les parents qui n'ont pas la permission de dire « non »
comme par exemple quand :

> *l'éducation n'offre pas d'exemple de limites claires*
> *un parent est trop seul*
> *les parents « ne supportent pas les pleurs »*
> *l'enfant est adopté*
> *la famille est désorganisée*
> *le ou les parents manquent de temps*
> *le logement est inadéquat*
> *des oppositions existent entre cultures différentes*

Les parents qui sont trop indécis pour dire « non »
comme par exemple quand :

> *un parent est abandonné*
> *il s'agit d'un dernier bébé*

Les parents qui sont submergés par le désir de leur enfant
comme par exemple quand :

> *l'Œdipe domine*

Les parents qui sont trop anxieux pour dire « non »
comme par exemple quand :

> *un parent est déprimé*
> *un parent souffre d'un stress familial*

et quand l'enfant assume un rôle, comme par exemple :

> *l'« enfant protecteur »*
> *l'« enfant de verre »*
> *l'« enfant parfait »*
> *l'« enfant paratonnerre »*

La seule solution consiste à aider l'enfant à reprendre sa vraie place dans la famille, la place de l'enfant, et non pas du paratonnerre qui, à lui seul, protège son entourage de la foudre. Mais si le système de relation ne change pas au sein de la famille, nos efforts risquent le plus souvent de rester vains.

Résumons-nous

Un enfant peut développer de vraies peurs du noir et de la nuit : son anxiété l'empêche de trouver assez de calme et d'assurance pour s'endormir seul le soir. Ces peurs font le plus souvent partie de la ménagerie des histoires d'enfants, comme les loups, les serpents, les sorcières ou d'autres voleurs nocturnes. Bien souvent, ces peurs s'inscrivent dans un contexte d'agressivité liée à l'Œdipe. Mais cette grande anxiété peut aussi avoir des origines multiples, non liées à la phase œdipienne de l'enfant. Elle peut être occasionnée par des événements qui ont un caractère trivial pour l'adulte.

Lorsque l'enfant souffre d'une anxiété, il est possible de l'aider. Par le jeu, l'humour, la magie de la toute-puissance, on peut l'amener à dominer ses peurs, à les apprivoiser.

Mais un enfant n'existe pas seul. Il vit en famille et son comportement peut aussi être le reflet de la qualité de vie de la famille. Il faut donc toujours s'interroger sur ce qui, dans l'entourage de l'enfant, peut lui dicter son comportement.

Un malentendu banal peut toujours cacher une autre cause d'insomnie, comme par exemple le fait pour un enfant d'être le paratonnerre de la tension familiale. Lorsque les mesures simples qui sont mises en application pour corriger un malentendu échouent, ou lorsque la situation semble s'aggraver malgré les conseils, il faut se demander s'il n'existe pas une raison plus profonde au problème. La situation peut alors sembler propice à une aide psychologique extérieure. Il faut cependant que les parents acceptent cette démarche.

L'enfant maltraité

Qui est l'enfant maltraité ?

Lorsqu'un enfant est battu, abusé sexuellement, ou encore soumis à une agressivité verbale ou psychologique, il peut manifester son malaise par des plaintes somatiques, comme des douleurs au ventre ou des maux de tête. Il peut aussi perdre la capacité de dormir. Dans ces situations, les examens médicaux qui sont souvent demandés ne montrent bien entendu aucune anomalie.

C'est l'histoire répétée de l'enfant et de sa famille, et parfois le dessin réalisé par l'enfant, qui peuvent nous révéler l'importance de son angoisse.

Gilles est enfermé

Gilles a 4 ans. Alors qu'il séjournait dans la maison de campagne d'amis de ses parents, le fils aîné de la famille d'accueil l'a emmené le soir dans la grange. Là, il l'a fait se déshabiller, l'a humilié, battu et puis l'a enfermé à clé dans une minuscule pièce. Il l'a menacé à nouveau de coups s'il pleurait ou appelait, et l'a laissé enfermé pendant toute la nuit.

Le lendemain matin, alors que tout le monde croyait Gilles encore endormi dans la chambre où on l'avait couché la veille, les parents ont finalement été alertés par la disparition de leur fils. Une recherche a été organisée et ce n'est qu'en fin de matinée que Gilles a été découvert, tremblant de peur et de froid dans sa prison obscure.

L'incident s'est passé il y a cinq mois environ et depuis, Gilles pleure et est anxieux dès qu'arrive le soir. Il ne tolère plus que ses parents éteignent la lumière ou ferment la porte de sa chambre, alors qu'il s'endormait sans difficulté avant.

Les parents ont essayé de le raisonner, mais sans succès. Les endormissements de Gilles sont demeurés difficiles, entrecoupés de pleurs, de cris et d'appels répétés. Gilles se lève toutes les nuits plusieurs fois, entre 2 et 4 heures du matin. Il vient en pleurant dans la chambre des parents et s'endort après s'être blotti entre eux. Même ainsi, il s'éveille en sursaut et appelle dès que sa maman se lève du lit.

Gilles est devenu également craintif le jour. Il ne supporte plus de rester seul et réclame une présence constante. Il doit même être accompagné lorsqu'il va aux toilettes. À l'école il travaille toujours bien, mais il se replie et évite le contact des plus grands dans la cour de récréation.

Durant tout l'entretien, Gilles garde les yeux baissés et d'une grimace ou d'un mouvement de la tête, il confirme les informations fournies par ses parents.

Quelles solutions pouvons-nous apporter ? Les enfants qui ont subi un traumatisme, à la suite d'une maltraitance, doivent aussi être aidés pour retrouver un accès normal au sommeil. Voici la suite de l'histoire :

Je propose que Gilles puisse venir voir notre psychologue avec ses parents. S'ils discutent des craintes de Gilles, celles-ci finiront peut-être par disparaître. Je demande aussi à Gilles de dessiner ses peurs tous les soirs, de remplir une « feuille magique » de sommeil le matin, et de revenir me voir quand elle sera remplie.

Quand nous nous revoyons une semaine plus tard, une première visite a déjà eu lieu chez la psychologue. Depuis l'entrevue, Gilles va mieux. Il se couche sans difficulté dans sa chambre. La veilleuse est toujours allumée et la porte ouverte. Pendant trois nuits, Gilles ne s'est plus réveillé. Il est encore venu dans la chambre de ses parents une ou deux nuits, mais il est retourné se coucher sans difficulté. Il demande pourtant encore, avant de se coucher, que sa maman et lui-même explorent la chambre pour s'assurer qu'il n'y a pas de porte ou de fenêtre ouverte.

Les dessins que Gilles me montrent sont tous réalisés avec des marqueurs noirs. L'un le représente un œil fermé, dans un espace clos et noir ; un autre représente des animaux préhistoriques menaçants, un dernier le représente en vert, souriant mais menacé par un monstre noir qui va le mordre.

Gilles continue à voir la psychologue pendant deux séances avant que son sommeil ne se normalise.

Cette situation est bien entendu exceptionnelle. Mais rappelons-nous que l'insomnie de l'enfant est un signe d'appel qui nous permet parfois de faire la lumière sur des situations douloureuses. Il faut savoir qu'un comportement bizarre peut être une manière pour l'enfant de s'adapter le mieux qu'il le peut à une situation difficile. L'enfant est encore habité par une pensée magique, qui l'amène à croire que son comportement aura le pouvoir d'agir sur les choses et les gens. Si l'enfant refuse de parler, ses dessins peuvent parfois être explicites.

Lorsque la situation l'impose, les troubles du sommeil nécessitent donc bien plus que de simples explications. Une intervention psychologique spécialisée est alors nécessaire.

Les insomnies d'origine physique

**« Je pense que mon enfant ne dort pas
parce qu'il souffre d'un problème médical. »**

Rassurez-vous. Ce genre de situation est bien rare. Les insomnies d'origine physique représentent moins de 15 % de tous les cas où une insomnie importante résiste à toutes les formes de traitement. Toutefois, elles existent. C'est pourquoi je crois maintenant nécessaire d'aborder avec vous les causes physiques de mauvais sommeil. Je voudrais vous aider à voir comment se comporte un enfant qui ne dort pas parce qu'il souffre d'un problème médical.

**« Quand devons-nous penser qu'une insomnie
est d'origine physique ? »**

La très grande majorité des cas d'insomnie est due à un simple malentendu ou à un problème de limites, sans qu'il y ait le moindre problème médical. Le traitement repose entièrement sur les explications et les mesures qui sont prises pour corriger l'erreur de comportement. Nous en avons vu de nombreux exemples.

Nous devons cependant rester vigilants et ne pas perdre de vue que le malentendu ou le problème de limites peut parfois cacher un problème médical. Dans certains cas, des douleurs empêchent l'endormissement de l'enfant le soir et la nuit : il souffre et s'agite, s'éveille et crie. Son agitation se répète ou elle peut devenir continue. Dans d'autres cas, c'est une gêne ou un handicap particulier qui empêche que l'enfant trouve le sommeil.

L'insomnie due à une cause médicale peut devenir l'occasion d'un malentendu. Les parents cherchent par tous les moyens à calmer et à endormir leur enfant qui pleure. Ils tentent de le calmer en le berçant, ou en lui proposant à boire, ou en le prenant dans leur lit. Un malentendu se développe alors, sans que pour autant l'enfant se calme.

C'est devant un cas de pleurs nocturnes particulièrement grave ou spécialement rebelle au traitement que je pense à ne pas négliger un éventuel — mais bien rare — problème médical. L'histoire de l'enfant et son examen physique peuvent aussi révéler des signes qui suggèrent la présence d'un tel problème.

Ces problèmes médicaux peuvent être transitoires et disparaître de manière spontanée. Je pense, par exemple, aux coliques, à une poussée dentaire, ou à une infection intestinale. D'autres difficultés médicales sont plus tenaces, comme par exemple une otite chronique ou une infection urinaire. La difficulté que je rencontre, c'est que souvent le problème physique demeure masqué.

Dans cette partie du livre nous allons passer en revue quelques-uns de ces problèmes médicaux qui peuvent être à la source de difficultés persistantes de sommeil chez l'enfant. Si je vous engage dans cette exploration, c'est essentiellement pour illustrer quelles sont les limites des troubles simplement comportementaux du sommeil. En d'autres termes, nous découvrirons maintenant quand l'intervention d'un médecin devient nécessaire.

La douleur
comme cause d'insomnie

Quand une insomnie est-elle liée à des douleurs ?

**« Comment voulez-vous que je sache si mon bébé pleure
parce qu'il a mal ou pour une autre raison ? »**

Rassurez-vous. Comme la plupart des parents vous faites parfaitement bien la différence entre les pleurs dus à la fatigue, la faim ou l'énervement, et ceux causés par la douleur. L'horaire des pleurs vous confirme d'ailleurs que votre enfant a faim, qu'il a des coliques, ou encore qu'il demande que l'on s'occupe de lui. De même, sa manière de se calmer quand il boit ou quand vous vous occupez de lui finit par vous convaincre que vous ne vous trompez pas sur la signification des pleurs.

C'est quand tout échoue et que votre enfant vous semble particulièrement agité et mal à l'aise que vous vous demandez s'il ne faut pas l'avis du médecin.

Je vous propose de voir quelques exemples d'insomnies douloureuses. Commençons par une banale histoire de coliques.

Les coliques du nourrisson

Yannick a des coliques

Yannick a presque 4 mois. Il hurle tous les jours depuis six semaines. Ses pleurs commencent en fin d'après-midi et se prolongent sans interruption pendant quatre à six heures, jusqu'au moment où épuisé, le petit garçon s'endort, en fin de soirée.

Ces pleurs répétés exaspèrent les parents. Le pédiatre est consulté ; il ne trouve aucune raison médicale, et attribue ces pleurs à des coliques. Les parents demeurent inquiets et me consultent pour savoir s'il n'existe pas une autre raison pour laquelle Yannick pleure. Ils veulent savoir si leur enfant a « un vrai problème de sommeil ».

Comme le pédiatre l'a fait avant moi, je questionne à nouveau les parents de

Yannick. Ils me confirment que leur enfant pleure comme s'il avait mal. Je l'examine à la recherche d'une hernie inguinale ou d'une infection qui pourrait entraîner une douleur. Je ne trouve rien. De même, la diététicienne fait préciser l'alimentation de l'enfant, mais n'identifie aucune erreur qui expliquerait l'agitation de l'enfant. De plus, aucun signe n'indique la présence de difficultés respiratoires ou d'un reflux acide dans l'œsophage qui perturberait le sommeil. Les parents me disent que, lorsque Yannick est couché sur le ventre, ses pleurs semblent se calmer. De même, l'appétit de l'enfant est demeuré excellent en dehors des épisodes de pleurs. Le sommeil de l'enfant est calme, une fois qu'il s'est endormi. Je conclus donc, comme l'avait déjà fait le pédiatre, qu'il s'agit simplement de coliques du nourrisson et que tout rentrera dans l'ordre dans deux à trois semaines.

Lorsque Yannick atteint l'âge de 4 mois et demi, ses coliques disparaissent et l'enfant s'apaise. Il ne pleure plus le soir et il s'endort paisiblement.

QUELQUES MOTS SUR LES COLIQUES DU NOURRISSON

Les coliques sont très fréquentes, puisqu'elles sont détectées sous une forme plus ou moins intense chez tous les nourrissons en dessous de l'âge de 4 mois. Ce sont des épisodes de pleurs et d'agitation qui surviennent de manière paroxystique et cyclique chez des nourrissons entre l'âge de 2 et 4 mois. L'enfant crie, s'agite, plie les genoux sur son ventre, émet des gaz et semble inconsolable. Les crises surviennent habituellement en fin d'après-midi, mais elles peuvent se prolonger dans la soirée. L'enfant finit par s'apaiser, épuisé, et s'endort en fin de soirée, entre 21 heures et 23 heures.

On ne connaît pas bien la cause des coliques. Plusieurs interprétations en ont été données. Les coliques pourraient être dues à la formation excessive de gaz intestinaux qui proviennent de la fermentation de sucres encore mal résorbés par l'intestin du jeune nourrisson. On évoque aussi la possibilité d'une motilité excessive du tube digestif de l'enfant, peut-être due à une immaturité neurologique ou hormonale du tractus intestinal. Il existe aussi quelques rares nourrissons qui ne tolèrent pas bien le lactose et qui souffrent de crampes intestinales. Dans ces situations, l'enfant est soulagé lorsqu'on le nourrit avec une alimentation sans lactose.

> ## À retenir
>
> *Les coliques ne témoignent ni d'une maladie ni d'un trouble de la relation familiale. Elles ne sont pas dangereuses. Le traitement des coliques est basé essentiellement sur la patience ; les coliques passent toutes seules quand l'enfant grandit.*

Le reflux acide de l'estomac

Certains enfants souffrent d'un reflux acide, qui passe de l'estomac dans l'œsophage. Comme les adultes qui se plaignent de brûlures gastriques, ces enfants ont mal et se réveillent la nuit en pleurant de douleur.

Pierre a du reflux

Pierre et sa sœur jumelle sont nés à 35 semaines d'une grossesse normale. Pierre pesait 2,2 kg à la naissance et est resté près d'un mois au centre des prématurés. À l'âge de 1 an, l'évolution des deux enfants est tout à fait satisfaisante. Ils se développent bien et se comportent normalement durant la journée. La sœur de Pierre ne présente aucun problème et dort paisiblement.

Pierre, par contre, dort mal. Il dort volontiers le tronc surélevé sur l'oreiller. Son sommeil est très agité. L'enfant transpire tellement que ses draps et son pyjama doivent être changés tous les jours. Pierre tousse en dormant, parfois en longues quintes, comme « s'il s'étouffait ». Il s'éveille la nuit en hurlant au moins une fois toutes les heures à partir de minuit. Sa maman est convaincue que son fils pleure parce qu'il a mal. Le jour, Pierre est grincheux, et il lui arrive fréquemment de tousser quand il se penche en avant et, souvent, il mâchonne comme s'il avalait.

Les parents de Pierre sont inquiets. Ils ne comprennent pas pourquoi leurs deux enfants élevés de manière identique se comportent si différemment. Pierre régurgitait beaucoup et vomissait parfois des aliments non digérés quand il était plus petit. Le pédiatre avait parlé de « reflux œsophagien ». Il avait instauré un traitement médicamenteux, modifié le régime alimentaire, et avait fait dormir Pierre avec la tête relevée. Les choses s'étaient arrangées alors, et Pierre avait cessé de vomir. Il ne régurgitait plus que de temps en temps et il avait pris du poids normalement.

Devant les signes présentés par Pierre et à l'écoute de son histoire, je propose la possibilité que l'enfant souffre encore d'un reflux œsophagien. Un nouveau traitement contre le reflux est instauré.

Quand nous nous revoyons trois semaines plus tard les parents sont souriants. Pierre ne s'éveille plus la nuit, il ne tousse plus, et il transpire beaucoup moins. Le traitement est poursuivi pendant six mois. Il a été interrompu et Pierre a continué à dormir paisiblement.

QUELQUES MOTS SUR LE REFLUX ACIDE DE L'ESTOMAC

La cause la plus probable du reflux gastro-œsophagien consiste en un retard du développement de la musculature qui sépare l'œsophage de l'estomac, et qui normalement empêche le contenu gastrique de remonter dans l'œsophage.

Les reflux acides surviennent plus fréquemment la nuit que le jour. Ils sont favorisés par tout ce qui accroît la pression dans l'abdomen, comme la toux, les mouvements, les pleurs, ou les efforts de défécation. Les reflux sont aussi plus fréquents quand l'enfant dort sur le dos.

Les reflux acides peuvent entraîner une réaction inflammatoire de l'œsophage appelée œsophagite. Cette lésion est douloureuse. À chaque poussée de reflux l'enfant a mal, s'éveille en sursaut, et pleure de douleur.

Le reflux peut survenir sans pour autant que l'enfant régurgite ou vomisse. Les reflux peuvent aussi irriter les parties supérieures de l'œsophage et occasionner des éveils réactionnels ou de la toux. Sous l'effet du reflux ou de la douleur, l'enfant transpire parfois de manière profuse. L'irritation des tissus par les liquides acides qui refluent peut aussi être la cause d'infections respiratoires ou d'otites répétées.

D'autres causes médicales peuvent également favoriser un reflux œsophagien, comme une allergie alimentaire au lait de vache ou au soja. Des causes beaucoup plus rares sont parfois trouvées aux reflux, comme une malformation digestive.

Le traitement est le plus souvent médical. Un changement d'alimentation, une diminution du volume donné à chaque repas, et l'administration de médicaments qui corrigent le transit digestif peuvent contribuer à faire disparaître le reflux acide dans l'œsophage. Certains cas rebelles doivent être opérés.

Les autres causes
des douleurs abdominales

Il existe encore d'autres causes aux douleurs abdominales de l'enfant. C'est le cas des hernies inguinales. Ces petits défauts de la paroi musculaire de l'abdomen peuvent laisser passer des bouts de tissus abdominaux ou d'intestin. La dilatation de l'orifice herniaire est douloureuse.

J'ai aussi rencontré des enfants qui avaient des crampes au ventre à cause de vers intestinaux.

De même, j'ai vu des nourrissons dont les pleurs provenaient d'une infection urinaire qui était demeurée cachée.

La cause de la douleur ne se cache pas toujours dans le ventre. L'enfant peut parfois avoir des douleurs aiguës qui surviennent le jour et la nuit à cause d'une otite, par exemple.

Toutes ces causes, plus rares, de douleurs et de pleurs ont en commun de survenir à un âge différent de celui des coliques, de ne pas respecter l'horaire vespéral des coliques, de réveiller l'enfant en sursaut alors qu'il dormait, et surtout de disparaître quand un traitement approprié est instauré.

Résumons-nous

Quand les pleurs sont inhabituels, inconsolables et résistent aux traitements classiques des malentendus, on peut se demander si l'enfant ne souffre pas de douleurs.

Un malentendu peut d'ailleurs trouver son origine dans un problème physique.

Il faut savoir alors si l'enfant qui s'éveille en pleurant la nuit a des régurgitations fréquentes ou des vomissements, s'il présente

> *la nuit de la toux, de la transpiration, et des pleurs considérés par les parents comme la conséquence d'une douleur. Il faut se demander aussi si les crises de pleurs surviennent de la même façon durant la journée.*
>
> *Si le doute existe, il est alors nécessaire de faire réaliser des examens médicaux.*

Les problèmes diététiques

L'enfant peut aussi souffrir de difficultés d'endormissement et d'éveils nocturnes parce que son alimentation n'est pas correctement équilibrée.

Je vous propose de prendre connaissance des erreurs alimentaires les plus fréquemment rencontrées en pratique. Mais nous devons bien garder à l'esprit que les erreurs diététiques sont en fait rarement la cause d'une insomnie chez l'enfant.

Nous allons voir deux sortes d'erreurs responsables de troubles du sommeil :

>> Les erreurs dans la manière d'alimenter l'enfant.

>> Les déséquilibres dans la composition de l'alimentation de l'enfant.

Les erreurs dans la manière d'alimenter l'enfant

L'ALLAITEMENT MATERNEL NOCTURNE DE TRÈS LONGUE DURÉE

L'allaitement maternel est la meilleure forme d'alimentation de l'enfant. Il n'y a aucun âge limite à l'allaitement, et une mère peut fort bien continuer à allaiter son enfant aussi longtemps qu'elle le désire. Il est bon cependant qu'après l'âge de 6 mois elle arrête progressivement de l'allaiter la nuit. Au-delà de cet âge, si le lait maternel reste le support lacté idéal, l'alimentation de l'enfant se diversifie cependant, pour lui assurer des apports nutritionnels adéquats. Un nouveau rythme s'installe alors, et généralement, la tétée nocturne est spontanément supprimée.

Certains enfants âgés de plus de 1 an ont gardé l'habitude d'être allaités une à plusieurs fois par nuit. Ces grands enfants s'éveillent encore au moins une à deux fois chaque nuit et doivent être allaités. L'envie de poursuivre ces repas devient alors une cause suffisante aux éveils nocturnes. C'est ainsi qu'il n'est pas exceptionnel de rencontrer des enfants âgés de plus de 1 an qui continuent à réclamer du lait, ou une boisson sucrée la nuit, parce qu'ils ont été allaités pendant de nombreux mois.

Ces repas nocturnes n'ont plus leur justification. Il ne s'agit plus alors que d'une forme de malentendu. Il suffit de supprimer le repas nocturne pour que l'enfant retrouve un sommeil normal.

Le changement des habitudes peut se faire assez aisément. Comme nous l'avons vu à l'occasion des malentendus, lorsqu'il s'agissait de faire perdre l'habitude de boire en s'endormant le soir, le changement peut se faire de manière rapide ou de façon progressive. La manière rapide consiste, après en avoir parlé à l'enfant, et à condition que les deux parents en soient bien convaincus, de cesser tout allaitement nocturne en une seule nuit. La façon progressive consiste à réduire la durée de la tétée d'un tiers de temps chaque jour, pour qu'en trois jours l'enfant ne soit plus allaité. Les deux façons de faire sont bonnes et efficaces. Le choix de l'une ou de l'autre dépend du désir des parents et du comportement habituel de l'enfant.

Il est parfois utile, pour aider la réussite de l'entreprise, d'épaissir un peu le dernier biberon du soir à l'aide de farine. Cet apport supplémentaire soutient l'enfant, comme sa famille, et permet de passer la nuit avec une moins grande impression de faim.

LES VOLUMES ALIMENTAIRES INSUFFISANTS

Lorsque l'alimentation de l'enfant est insuffisante, il peut être agité et pleurer de faim ou de soif. S'il reçoit trop peu de liquides à boire, ses selles sont trop dures. L'enfant est alors constipé, il a mal au ventre, il pleure et s'agite.

LES VOLUMES ALIMENTAIRES EXCESSIFS

Les problèmes que j'aborde maintenant concernent les nourrissons nourris au biberon.

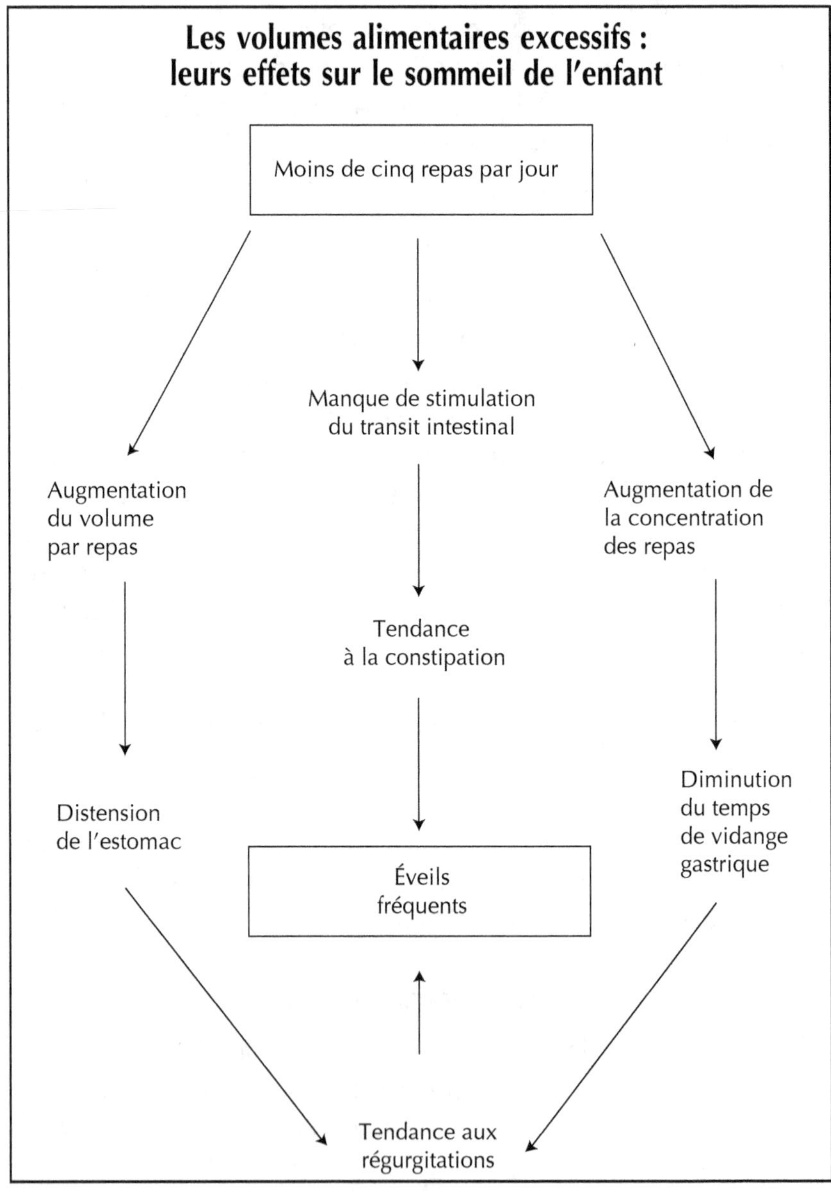

Cette situation se présente habituellement lorsque le nourrisson âgé de moins de 6 mois reçoit moins de cinq repas par jour. Un nombre insuffisant de repas incite à augmenter le volume de chacun de ses repas. La quantité de liquides devient excessive et favorise une tendance au reflux de l'estomac vers l'œsophage, et, comme nous l'avons déjà vu au chapitre précédent, des éveils.

Lorsque le biberon est bu trop rapidement, en 2 à 3 minutes, il arrive que le bébé pleure. Ces pleurs peuvent être interprétés comme l'expression d'une sensation de faim et l'on aura tendance à augmenter excessivement le volume du repas. Or, souvent, le bébé aimerait seulement prolonger ce moment agréable. L'usage d'une tétine à petit trou ralentit la prise du biberon et normalise la durée du repas. Cela satisfait mieux le bébé avec un volume de repas bien approprié.

En pratique, donc, si l'enfant régurgite, a mal au ventre la nuit et s'agite, on peut se demander si le volume de ses biberons n'est pas excessif et si le nombre de repas n'est pas insuffisant (moins de cinq par jour).

Les déséquilibres dans la composition de l'alimentation de l'enfant

Le repas de l'enfant peut correspondre à un volume adéquat et à une fréquence normale. Mais c'est la composition même du repas qui est, dans ce cas de figure, responsable de l'agitation et des éveils nocturnes.

L'INSUFFISANCE EN GRAISSES

Je rencontre parfois des enfants qui sont agités la nuit parce que leur alimentation est trop pauvre en matières grasses (les lipides).

Les recommandations nutritionnelles faites actuellement à l'ensemble de la population visent à réduire les apports lipidiques dans le but de diminuer l'incidence grandissante des maladies dites « de la nutrition » : l'obésité et les troubles cardio-vasculaires. Si cette recommandation est tout à fait justifiée pour les enfants de plus de 3 ans, les adolescents et les adultes, elle ne convient cependant pas du tout aux nourrissons et aux jeunes enfants. La distinction n'est malheureusement pas faite dans la plupart des cas.

Les besoins énergétiques des jeunes enfants sont très élevés parce que leur vitesse de croissance est très rapide. L'apport lipidique pendant les premiers mois de la vie doit alors représenter au moins 50 % de l'apport énergétique total. La part lipidique du lait maternel est d'ailleurs de 53 % de la valeur énergétique totale.

Chez l'enfant de 1 à 3 ans, les lipides doivent encore intervenir pour 40 % de leur alimentation.

Chez beaucoup de jeunes enfants, encore totalement dépendants des choix alimentaires de leurs parents, il arrive qu'un régime trop pauvre en graisses soit imposé. Par exemple, les parents remplacent le lait entier par du lait écrémé, ou bien le repas de midi se prépare sans matières grasses, car le beurre est remplacé par des beurres allégés.

Il arrive aussi qu'à l'occasion d'un épisode de diarrhée un régime sans résidus et sans matières grasses soit prescrit. Si le régime sans résidus peut se justifier, il ne devrait par contre pas être hypolipidique, puisque les lipides ont la particularité de ralentir le transit digestif. Si ce régime est maintenu pendant plus de 48 heures, il peut à lui seul induire des troubles digestifs. Un apport insuffisant en lipides induit un déséquilibre du contenu digestif en faveur des sucres. Cet excès relatif de glucides favorise le développement anarchique d'une flore intestinale qui se nourrit de sucre et qui provoque une fermentation. À cause des gaz dégagés par la transformation des sucres et l'acidification du tube digestif, les enfants souffrent de ballonnement abdominal, de flatulences, de coliques, et parfois de diarrhée. Tous ces problèmes digestifs peuvent devenir la cause d'éveils fréquents.

Le retour à une alimentation plus équilibrée supprime ces troubles digestifs en deux à trois jours, et améliore ainsi la qualité du sommeil.

René pleure

René est un nourrisson de 4 mois qui présente des crises de hurlements qui se répètent trois à quatre fois par nuit et le jour. Je ne trouve aucune raison à ces pleurs. Il n'y a apparemment pas de malentendu. Par ailleurs, l'examen physique de l'enfant est parfaitement normal. J'apprends alors que René est constipé depuis la naissance et qu'il reçoit des suppositoires de glycérine pour faciliter l'élimination des selles. Il souffre de flatulence depuis l'âge de 2 mois. Il régurgite immédiatement après le repas.

Son régime actuel se compose de quatre repas par jour : deux biberons de 250 ml d'un lait industriel enrichi de farine d'orge et de pruneaux, un repas à base de pommes de terre et de légumes, et un repas de fruits épaissi par des biscuits. Il boit aussi des tisanes sucrées.

Une évaluation du régime actuel par notre diététicienne révèle un net déséquilibre en faveur des glucides, puisque 65 % de l'énergie est apportée par ceux-ci. Les lipides n'interviennent en fait que pour 26 % de l'apport énergétique.

Ce type de régime entraîne donc un déséquilibre de la flore intestinale. L'acidification du tube digestif et les gaz libérés sont responsables de la flatulence. L'enfant a mal au ventre et il s'agite. Le colon est distendu, il pousse sur l'estomac, et facilite alors les régurgitations.

Comme René ne reçoit que quatre repas, chaque repas doit assurer un apport calorique élevé, ce qui ne peut être atteint que par l'administration d'un volume important de liquides. Ce facteur favorise à son tour les régurgitations et la constipation.

La diététicienne propose donc de revenir à un rythme de cinq repas par jour, en donnant trois biberons d'un lait « de suite ». Elle supprime grâce à cet apport adéquat de calories le besoin d'enrichir les biberons en farine d'orge et de pruneaux. Pour augmenter l'apport en calories et en graisses, elle propose d'ajouter du beurre dans le repas de légumes. Elle fait aussi arrêter l'apport excessif de biscuits et les tisanes sucrées. Ce nouveau régime apporte plus de matières grasses (qui représentent maintenant 35 % des apports caloriques) et moins de sucres (qui ne représentent plus que 50 %).

René dort bien après trois jours de l'administration du nouveau régime alimentaire. Les troubles digestifs et les épisodes de pleurs ont disparu. La situation est restée excellente un mois plus tard.

LA CONSOMMATION EXCESSIVE DE PROTÉINES

Une consommation excessive de protéines alimentaires entraîne une augmentation des besoins hydriques de l'enfant. Les protéines sont en effet transformées en urée et en autres composants qui doivent obligatoirement être éliminés par les urines. Ce nettoyage par les reins entraîne la perte de grandes quantités d'eau. Ces pertes de liquides sont responsables d'une sensation de soif. C'est donc la soif qui peut être la cause des éveils nocturnes.

L'enfant s'éveille, pleure, ou réclame à boire. La plupart des parents pensent que l'enfant a faim. L'enfant reçoit généralement un biberon de lait. Ce biberon satisfait provisoirement la sensation de soif, mais il représente par lui-même une nouvelle source de protéines, et donc un nouvel accroissement d'élimination d'urines, de nouveaux épisodes de soif et donc d'éveils.

L'enfant qui est soumis à un tel régime alimentaire présente des éveils fréquents. Il urine énormément la nuit. Ce type d'enfant souffre aussi souvent de douleurs abdominales, de flatulence. Ses selles sont molles et malodorantes, à cause de la putréfaction des protéines qui se produit sous l'action des bactéries intestinales.

La diminution de l'apport protéique réduit la sensation de soif. L'enfant n'aura plus un véritable besoin physique de boire et il devient alors bien plus aisé pour les parents d'introduire de nouveaux comportements de sommeil chez leur enfant. Dans ce cas-ci encore, la diététique peut donc aider à corriger une insomnie considérée comme rebelle, mais un réapprentissage progressif doit nécessairement compléter la correction du problème.

Il n'est pas rare que le problème lié à l'excès de protéines alimentaires soit confondu avec un simple malentendu. Comme l'enfant a réellement soif, il boit au biberon. Souvent un biberon lui est confié dans son lit. Nous pouvons alors penser avoir trouvé la source du problème. Celui-ci est pourtant plus important que nous le pensions, car l'enfant a réellement soif et doit vraiment boire la nuit pour arriver à étancher sa soif.

Grégoire a soif

Quand je lui demande pourquoi il vient me voir, Grégoire me dit : « A pas dodo. » Ce beau petit garçon blond de 2 ans me regarde durant toute la consultation en tétant un biberon vide qu'il roule entre ses mains. Voici deux années que les parents sont réveillés plusieurs fois par nuit entre 2 et 6 heures du matin. Plusieurs traitements ont été tentés sans succès. Tour à tour, les parents ont laissé pleurer Grégoire ou lui ont donné à boire, lui ont offert à manger, ont laissé des veilleuses ou lui ont promis des cadeaux. Ils lui ont aussi donné des calmants légers et sont allés voir un guérisseur réputé. Rien n'a réussi à réduire les éveils de Grégoire.

La maman nous décrit la manière dont elle couche Grégoire. Après un rituel immuable, Grégoire est laissé éveillé dans son lit et la maman quitte sa chambre. Au bout d'une demi-heure de babillages, de petits cris et parfois d'appels, l'enfant s'endort. Son sommeil est tranquille jusqu'à environ 2 heures du matin. C'est alors que les crises commencent.

En interrogeant la maman, nous apprenons que Grégoire « est très biberon » : il se couche après avoir reçu un biberon de 120 ml de lait de soja, et vers 5 heures du matin il reçoit encore 250 ml du même type de lait quand il s'éveille. L'enfant boit donc chaque nuit 370 ml d'un lait de soja, très concentré en protéines et destiné en fait aux adultes.

Nous expliquons que Grégoire n'a plus de raison de boire la nuit, et que sans doute nous venons de nous rendre compte de l'existence d'un malentendu. La maman nous dit alors avec beaucoup de conviction que Grégoire a réellement soif la nuit. Il boit goulûment tout le contenu des biberons.

La diététicienne reprend alors l'enquête alimentaire. Elle remarque d'abord qu'en additionnant les quantités de boissons bues chaque jour par Grégoire, il boit de l'ordre de 100 à 120 ml de liquides par kilogramme de poids par jour, soit l'équivalent de ce que reçoit un nourrisson. La diététicienne calcule les apports de protéines alimentaires. Le lait de soja pour adultes et les nombreux yaourts et fromages que consomme l'enfant durant la journée sont les sources de près de 5 à 6 grammes de protéines par kilo de poids et par jour. Il s'agit d'un réel excès de protéines alimentaires que l'enfant doit bien entendu pouvoir éliminer par les reins. L'enfant est donc obligé de consommer de grandes quantités de liquides pour faire passer cette surcharge protéique par les urines.

La diététicienne ajoute à mes recommandations de diminuer progressivement le contenu des biberons, donne des conseils pour réduire les apports protéiques et rééquilibre le régime. Si le besoin physiologique de boire disparaît, il devient d'autant plus aisé de corriger le malentendu et d'arrêter la prise de biberons le soir et la nuit.

La semaine suivante, Grégoire est fier. Dès le premier soir, il a dormi toute la nuit. Il n'a plus réclamé de biberon le soir ni la nuit suivante. La maman ne comprend pas encore bien ce qui s'est passé, mais elle est ravie.

L'enfant qui souffre d'un régime alimentaire déséquilibré peut s'éveiller la nuit parce qu'il a soif. S'il est petit, ce besoin de boisson n'est pas identifié par ses parents. Ils peuvent alors tenter de calmer l'enfant en le prenant dans leur lit ou en le berçant. Aux déséquilibres alimentaires se superposent alors très facilement des malentendus. C'est l'ensemble que nous devons traiter : le malentendu, mais aussi le problème alimentaire.

L'INSUFFISANCE EN CALORIES

Le régime alimentaire peut être — nous l'avons vu — déséquilibré dans ses proportions de lipides, glucides et protéines. Il peut aussi ne pas être suffisamment riche en calories. Tous ces facteurs se combinent alors pour entraîner les éveils nocturnes.

Adèle ne reçoit pas assez à manger

Adèle est une grande fille de 10 mois, qui n'a dormi que trois nuits complètes depuis sa naissance. Ses parents sont fatigués et excédés, et craignent que ces éveils ne finissent jamais. Ils ont essayé différentes solutions, qui toutes ont échoué. Ils ont tenté des changements alimentaires, ils ont déplacé le lit, ils ont essayé de maintenir Adèle éveillée durant la journée, ils ont consulté un ostéopathe, ont administré un sédatif léger, le tout sans succès. À 4 mois, Adèle était montrée à un homéopathe, qui, pour favoriser le sommeil, a modifié l'alimentation d'Adèle et conseillé une alimentation semi-végétarienne, riche en céréales, mais sans lait et très pauvre en viande.

Adèle n'a jamais présenté de problème médical particulier, mais elle a fréquemment de la flatulence, des épisodes de coliques et de la diarrhée. Elle est couchée de manière variable, entre 23 heures et minuit, quand elle commence enfin à manifester des signes de fatigue. Une fois endormie, elle dort calmement jusqu'à 2 heures du matin. Elle s'éveille alors en pleurant et boit un biberon de 270 ml. Elle se rendort ensuite jusqu'à 8 heures. Si les parents ne donnent pas de biberon la nuit, Adèle s'éveille en pleurant toutes les heures entre 2 et 8 heures du matin.

Durant la journée, l'enfant fait environ 3 heures de sieste ; elle dort donc près de 11 heures par jour. Les parents nous disent qu'ils souhaitent n'avoir plus à se lever la nuit pour lui donner son biberon. Adèle reçoit trop de sucres et trop peu de graisses. Ce déséquilibre peut avoir plusieurs effets indésirables. Adèle a transformé sa flore intestinale, avec fermentation des sucres, formation de gaz dans l'intestin, flatulence et épisodes de diarrhée. Ces troubles intestinaux peuvent induire des coliques et des crampes intestinales qui troublent le sommeil de l'enfant. De plus, en recevant le soir une alimentation qui se digère vite et qui est si peu calorique, elle s'éveille la nuit parce qu'elle a faim.

La diététicienne propose alors aux parents de modifier le régime alimentaire d'Adèle en augmentant les apports en lipides, en ajoutant du beurre, en augmentant progressivement la quantité de viande et en offrant le soir un biberon de 220 ml d'un lait riche en graisses, auquel sont mélangées des céréales. La fermentation intestinale sera corrigée et la sensation de faim disparaîtra la nuit. Après quatre nuits, l'enfant a cessé de réclamer un biberon et ne s'éveille plus. Deux semaines plus tard, Adèle dort toutes ses nuits.

En conclusion

Il arrive que les malentendus cachent des problèmes diététiques. Si l'alimentation de l'enfant est déséquilibrée, sa digestion peut être perturbée au point que la soif ou des douleurs intestinales le réveillent. Par ailleurs, les volumes de liquides peuvent s'avérer insuffisants ou excessifs, tout comme la composition des repas peut être déficiente ou mal proportionnée.

Tous les enfants qui reçoivent une alimentation mal adaptée ne deviennent cependant pas insomniaques. De même, tous les enfants insomniaques ne souffrent pas de problèmes diététiques. Mais lorsqu'un enfant est insomniaque et que son régime alimentaire n'est pas adéquat, il faut corriger les problèmes alimentaires pour arriver à normaliser le sommeil. Il faut de même mettre un terme aux malentendus qui peuvent s'être développés chez un enfant qui souffre d'une alimentation inadéquate.

Les intolérances alimentaires

« Je me demande si mon enfant supporte bien son alimentation. Est-ce qu'il ne serait pas allergique à ce que je lui donne ? »

C'est vrai qu'il existe des cas — assez rares — d'enfants qui ne supportent pas bien l'alimentation qu'ils reçoivent. Ils sont allergiques, ils ont de la diarrhée et des boutons. Ils peuvent aussi ne pas présenter tous ces signes cliniques : on dit alors qu'ils sont intolérants à leur alimentation. Dans les deux cas, le sommeil de l'enfant peut être profondément perturbé par les réactions à l'alimentation.

Je vous propose d'explorer ces situations d'un peu plus près même si elles sont très rares.

Lait de vache, intolérance, et sommeil

Les enfants qui souffrent d'une intolérance aux protéines du lait de vache sont le plus souvent âgés de moins de 1 an. Ils manifestent un comportement particulièrement bouleversé la nuit. Durant le sommeil, ils s'agitent et transpirent de manière abondante. Ils ont un comportement « capricieux », « difficile » et irritable durant la journée. Certains enfants présentent des signes discrets d'allergie cutanée. Une histoire d'allergie est souvent retrouvée chez un membre de leur famille.

Le comportement de ces enfants se normalise habituellement trois à quatre semaines après que le lait de vache a été exclu de leur alimentation. Le diagnostic d'intolérance au lait est confirmé si le comportement s'altère à nouveau lorsque des traces de protéines de lait sont réintroduites dans le régime alimentaire.

Élise est infernale le jour et la nuit

La petite Élise a 13 mois lorsqu'elle m'est envoyée par le médecin d'un autre hôpital. Elle s'éveille six à sept fois par nuit depuis la naissance. Ses parents sont excédés et réclament une solution immédiate, car ils n'en peuvent plus d'être éveillés toutes les nuits. Ni l'histoire de l'enfant ni l'examen clinique n'ont permis de trouver de solution au problème. Élise a fait plusieurs otites. Elle a toujours eu la peau très sèche et présente une petite plaque d'eczéma sur l'arrière du cuir chevelu. Les parents ont essayé divers « petits moyens » pour faciliter le sommeil de leur enfant, sans succès.

Élise est couchée le soir vers 20 heures, encore éveillée dans son lit. Elle s'endort avec difficulté. Elle s'éveille en sursaut à plusieurs reprises pendant près d'une heure et demie, avant de trouver enfin le sommeil. Elle transpire de manière abondante durant la nuit et elle bouge beaucoup. Élise s'éveille environ deux heures plus tard. Les parents ont beau essayer de la bercer, de lui offrir à boire ou de rester à ses côtés, elle reste agitée et mécontente. Épuisée, elle s'endort enfin, pour s'éveiller à nouveau une heure plus tard.

Élise est « infernale » durant la journée. Elle n'est jamais contente. Elle réclame constamment : elle veut être prise dans les bras, pour être aussitôt déposée à terre.

Dans la famille d'Élise, personne n'avait présenté de troubles du sommeil. La maman est allergique aux poussières et a fait des crises d'asthme. Le papa souffre d'un rhume des foins.

Comme aucun malentendu ne semble expliquer les difficultés de sommeil d'Élise, nous proposons de réaliser une prise de sang à la recherche de signes d'intolérance alimentaire. Nous sommes d'autant plus enclins à demander cette prise de sang que le sommeil d'Élise est particulièrement perturbé, qu'elle présente une plaque d'eczéma et que ses parents ont une histoire d'allergie.

Quinze jours plus tard, les analyses réalisées en laboratoire nous apprennent qu'Élise a effectivement des taux élevés d'anticorps contre l'une des protéines du lait de vache, la bêtalactoglobuline. Ses taux sanguins sont cinq fois supérieurs à ceux d'enfants normaux. Ce résultat indique que l'organisme d'Élise réagit fortement contre les protéines du lait.

Nous expliquons aux parents que l'insomnie de leur fille pourrait être stimulée par des réactions aux protéines du lait de vache. Nous proposons alors d'éviter toutes les formes de laits et de voir comment Élise évolue. Le lait de vache est remplacé par une préparation hypoallergénique. La diététicienne s'entretient longuement avec les parents pour leur expliquer quels sont les aliments à éviter, quels sont ceux qui sont permis, et comment les présenter pour éviter qu'Élise ne se lasse de ses repas sans produits lactés. Je donne un carnet magique de sommeil et nous nous fixons rendez-vous quatre semaines plus tard. L'expérience nous a appris qu'il faut effectivement près de quatre semaines d'éviction complète pour que le sommeil se normalise.

Lors de la visite suivante, Élise dort bien depuis cinq nuits. Elle est couchée vers 20 heures, s'endort en dix minutes, et s'éveille vers 7 heures du matin. Elle fait encore la sieste pendant une heure l'après-midi. L'enfant est calme et souriante le jour. Elle joue toute seule et ne réclame plus la présence permanente d'un adulte. Elle semble même montrer plus de continuité et d'attention aux jeux. En fait, l'amélioration du comportement le jour s'était manifestée près de dix jours avant que le sommeil ne se normalise. La maman note aussi que la plaque d'eczéma a presque disparu et que la peau d'Élise est beaucoup moins sèche.

L'insomnie peut être due à une intolérance aux protéines du lait de vache, même si l'enfant n'est pas directement en contact avec ce type d'aliment. C'est le cas, par exemple, des enfants qui sont allaités et dont la maman consomme des produits lactés. Les protéines alimentaires passent dans le lait maternel et l'enfant est ainsi exposé de manière indirecte à l'aliment qu'il ne supporte pas. Il ne faut pas arrêter l'allaitement, bien entendu, mais la maman doit éviter de consommer des produits laitiers.

Il arrive que l'intolérance alimentaire soit non seulement accompagnée d'une insomnie rebelle mais aussi d'autres troubles du comportement durant la journée, qui signent tant le manque de sommeil nocturne que les réactions brutales de l'organisme de l'enfant aux protéines alimentaires auxquelles il est intolérant. Certains enfants peuvent être intolérants à plusieurs aliments simultanément, comme par exemple le lait de vache et les œufs.

Comme tous les troubles immunitaires ou allergiques, les intolérances alimentaires ont souvent des caractéristiques familiales. C'est ainsi que j'ai eu à soigner des vrais jumeaux, qui tous deux étaient intolérants au lait de vache et n'avaient pas dormi une nuit complète en onze mois. Vous imaginez aisément les souffrances que les parents ont endurées avant qu'un régime d'exclusion ne parvienne à les libérer de leur calvaire.

La poursuite d'un régime d'exclusion strict devient parfois très difficile à respecter. À la crèche ou à l'école, comme dans le milieu familial, de nombreuses occasions d'entorses au régime se présentent. Les glaces, les yaourts, les fromages blancs sont donnés dans la famille ou à la crèche. Certains biscuits et crèmes sont issus de préparations à base de lait de vache, et même le jambon préemballé contient parfois des traces de protéines de lait après avoir subi une étape de désalage réalisée avec du lait de vache. Ces réintroductions de traces de protéine de lait sont suivies d'une nouvelle dégradation de la qualité du sommeil. C'est en lui offrant des petites quantités de protéines de lait que le médecin peut s'assurer que l'enfant est toujours intolérant et que le régime doit être poursuivi. Ces épreuves de réintroduction sont réalisées tous les 6 mois environ.

Un enfant peut aussi être intolérant à d'autres protéines alimentaires que celles du lait de vache. Le soja, les œufs, le poisson ou les tomates entraînent chez lui de l'agitation et une insomnie. En voici des exemples.

Les protéines du soja

Près de 45 % des nourrissons sont simultanément intolérants aux protéines du lait de vache et à celles du soja. Une intolérance au soja se suspecte d'après l'histoire de l'enfant. Le tableau clinique, le moyen de poser le diagnostic et les traitements sont semblables dans les deux cas. Les épreuves de réintroduction sont aussi réalisées pour confirmer le diagnostic et pour s'assurer que l'enfant est toujours intolérant. Ces épreuves sont évidemment réalisées non pas avec du lait de vache mais avec du soja. L'évolution est tout à fait semblable à celle de l'intolérance au lait de vache.

Le gluten

L'intolérance au gluten se manifeste habituellement vers la fin de la première année de la vie. L'enfant mange de bon appétit, mais ne grossit pas et ne grandit plus bien. Il a des épisodes de diarrhée et des crampes abdominales. Il est agité, souvent triste, et peut avoir un sommeil très perturbé. Des examens médicaux peuvent alors confirmer l'intolérance au gluten.

Le gluten est une protéine naturelle qui se trouve dans la farine de blé, de froment, d'avoine, d'orge et de seigle. Tous les enfants la digèrent aisément, sauf ceux qui ont une altération de leurs mécanismes digestifs qui les rend intolérants à cette protéine. Ces enfants développent alors des altérations de la muqueuse intestinale, responsables de leurs troubles digestifs.

Le traitement est basé sur un régime alimentaire spécial dépourvu de toute trace de gluten. Contrairement aux intolérances aux protéines du lait de vache ou du soja, l'intolérance au gluten ne s'amende pas avec le temps.

L'intolérance au gluten peut être associée à un très mauvais sommeil. Les crampes abdominales de l'enfant suffisent à elles seules à le réveiller. Les nuits raccourcies entraînent un état de fatigue constant. Il est probable également que les réactions immunitaires générales de l'organisme contribuent à l'irritabilité continue de l'enfant.

Les monoamines

Certaines substances qui sont présentes dans le café, les boissons au cola et le chocolat peuvent expliquer des difficultés d'endormissement. Lorsqu'un enfant — ou un adulte — en consomme trop ou qu'il est particulièrement sensible à leurs effets, son sommeil en est perturbé. Le café contient de la caféine, le thé, de la théine et le chocolat, de la théobromine. Toutes ces substances naturelles sont des monoamines, lesquelles peuvent entraîner des réactions d'intolérance chez certaines personnes sensibles. Elles peuvent aussi exercer des effets désagréables lorsqu'elles sont consommées en quantités excessives.

Marion est une mangeuse de chocolat

Marion a cinq ans. Son sommeil est très perturbé. Elle s'agite, fait des cauchemars et s'éveille très fréquemment la nuit. L'enfant souffre aussi de maux de tête, qui surviennent chaque jour, sans horaire particulier, et qui durent de

quelques minutes à plusieurs heures. Les examens médicaux réalisés à la demande du médecin traitant sont normaux et n'expliquent ni l'insomnie ni les crises de céphalées.
Notre diététicienne découvre alors que Marion consomme de grandes quantités de chocolat, sous différentes formes. Elle est une fervente adepte de boissons au chocolat, de barres chocolatées, ou encore de chocolat à tartiner qu'elle consomme deux à trois fois par jour.
Une alimentation sans chocolat est proposée à Marion. Dès le début de son régime, Marion constate la disparition de ses céphalées. Deux semaines plus tard, elle dort enfin très bien, toute la nuit sans se réveiller, et se lève le matin avec une impression de fraîcheur qu'elle ne connaissait pas.

De l'agitation et des céphalées particulièrement sévères peuvent être déclenchées par d'autres monoamines, telles que la tyramine présente dans des fromages, ou la 5-hydroxy-tryptamine des tomates. Ces substances peuvent aussi entraîner des troubles du comportement nocturne chez l'enfant.

Les vitamines

Certains parents me font d'autres observations. Ils remarquent que lorsque des vitamines sont administrées le soir, leur enfant s'endort plus difficilement et s'éveille au début de la nuit. Dans ce cas, les complexes vitaminiques doivent être donnés le matin pour que les effets indésirables ne s'exercent pas sur le sommeil. Cette situation est certainement très peu fréquente, mais elle semblait quand même devoir être rapportée car elle pourrait aider d'autres familles.

Questions sur les allergies et les intolérances alimentaires

« Comment sait-on qu'un enfant est intolérant au lait de vache ? »

L'intolérance au lait de vache est un problème clinique caractérisé par l'altération du comportement de l'enfant intolérant qui reçoit des quantités même minimes de protéines du lait de vache dans son alimentation. Dans la plupart des cas, on retrouve dans le sang des anticorps dirigés contre une des protéines du lait de vache, la bêtalactoglobuline. On ne retrouve habituellement pas les autres anticorps et les autres réactions immunitaires qui sont observés dans les situations d'allergie.

« Mon enfant allergique ne supporte donc pas le lactose ? »

L'intolérance au lait de vache ne doit pas être confondue avec l'intolérance au lactose, ni avec l'allergie au lait de vache. L'intolérance au lactose résulte de l'absence d'enzymes capables de rompre les molécules de lactose présentes dans le lait. L'enfant qui en est atteint développe des crampes abdominales, des vomissements et de la diarrhée. L'allergie au lait de vache provient d'une réaction immunitaire de l'organisme : celui-ci développe des anticorps contre les protéines du lait de vache, qui induisent des effets sur différents organes. L'enfant présente des manifestations respiratoires (comme de l'asthme, des bronchites asthmatiformes, des infections répétées de la gorge et des oreilles), digestives (comme des vomissements, de la diarrhée, des crampes abdominales), ou cutanées (comme de l'eczéma, une peau sèche).

« Est-ce que l'intolérance au lait de vache entraîne beaucoup de cas d'insomnie ? »

L'intolérance au lait de vache est responsable de 10 % environ des insomnies les plus graves et les plus rebelles de l'enfant. Si elle est loin d'en être la cause la plus fréquente, cette situation est cependant responsable de certaines des insomnies les plus sévères du jeune enfant. Dans certains cas, l'intolérance aux protéines du lait de vache s'accompagne d'une intolérance aux autres aliments, comme le soja, les œufs, le poisson ou les tomates. Tous ces aliments doivent être exclus du régime alimentaire des enfants sensibles.

« Pourquoi mon enfant intolérant s'éveille-t-il la nuit ? »

Rien ne semble pouvoir expliquer les éveils et l'agitation nocturnes. Les enfants plus grands et capables de parler ne signalent pas de douleurs abdominales ou de céphalées, pas d'irritation cutanée ni de sensation d'oppression respiratoire. Aucun signe clinique typique d'allergie ne semble donc être à la base des perturbations du comportement nocturne des enfants.

« L'histoire de l'enfant intolérant est-elle typique ? »

Dans l'histoire de ces enfants, on retrouve souvent des rhinopharyngites et des otites répétées. On apprend souvent aussi que l'alimentation a été difficile. Il y a eu de nombreux changements de laits, justifiés par l'agitation persistante de l'enfant, par des coliques ou des régurgitations.

« Est-ce que l'intolérance est héréditaire ? »

Il semble exister un caractère héréditaire à l'insomnie due à une intolérance aux protéines du lait de vache. Il y a même très souvent des antécédents d'allergies diverses chez l'un des parents. C'est pourquoi l'histoire d'une allergie chez l'un des membres de la famille d'un enfant insomniaque peut nous aider à trouver une cause aux insomnies de l'enfant et à la traiter.

« Comment peut-on soigner un enfant intolérant au lait de vache ? »

Pour soigner l'enfant, les parents ont parfois recours à un lait de soja. Après une amélioration transitoire du comportement, très souvent, le comportement de l'enfant s'altère à nouveau. Dans près de 45 % des cas en effet, un enfant intolérant aux protéines du lait de vache développe également une intolérance à celles du soja.

Le lait de chèvre est parfois essayé par certains parents. Mais ce type d'alimentation est à déconseiller pour le jeune enfant. Il ne couvre pas ses besoins réels et peut en outre favoriser des saignements digestifs.

Le traitement repose entièrement sur l'exclusion complète du lait de vache de l'alimentation de l'enfant.

« Qu'est-ce que je constaterai si le traitement est efficace ? »

Si le régime est adéquat, l'enfant se calme le jour après deux à trois semaines : il devient plus souriant et autonome. Son attention est plus soutenue, et souvent, il se révèle capable de performances que son agitation lui interdisait. Il faut encore une à deux semaines de traitement pour que le sommeil se normalise complètement. L'endormissement devient alors plus aisé, le sommeil plus soutenu et moins agité. La transpiration excessive disparaît. Durant la journée, les siestes sont également plus aisées et l'enfant s'endort calmement le jour.

Les troubles digestifs et les changements de régime alimentaire sont souvent accompagnés d'un retard de la prise de poids, qui se normalise complètement dès qu'un traitement approprié est instauré.

« Mais si je ne fais rien, que va-t-il se passer ? »

Sans traitement diététique, il semble que l'enfant se libère des réactions d'intolérance entre l'âge de 3 à 5 ans. Un certain nombre d'enfants évoluent ainsi spontanément vers la guérison, après des années d'insomnie rebelle. La durée de ces difficultés nocturnes et diurnes aurait pu être singulièrement raccourcie par un régime alimentaire approprié. Les perturbations du sommeil peuvent cependant se poursuivre au-delà de la disparition des réactions d'intolérance si l'enfant est victime d'un malentendu de la prise en charge de son sommeil.

« Mon enfant va donc enfin dormir si j'applique le régime ? »

En général, oui. Parfois des parents expliquent pourtant qu'une exclusion du lait de vache n'a pas entraîné l'amélioration clinique attendue. Bien qu'il n'y ait aucune autre cause à l'insomnie, pas de malentendu ni de problème physique, le trouble persiste. Il n'est pas rare alors que l'on découvre que l'enfant ingérait des traces de protéines du lait de vache en consommant d'autres produits, comme des biscuits, de la viande hachée préparée, ou du poisson pané, par exemple.

D'autre part, de nombreuses insomnies dues à une intolérance se compliquent avec l'apparition de malentendus entretenus par les familles dans l'espoir de normaliser le sommeil de leur enfant. La prise en charge nécessite alors obligatoirement la levée du malentendu si l'on espère que le sommeil se normalise après le traitement diététique.

« Faudra-t-il continuer le régime longtemps ? »

Avec le temps, le régime alimentaire sera progressivement diversifié, tout en évitant les aliments à base de lait de vache. Il est difficile de faire suivre un régime sans lait strict à un enfant de la famille alors que les autres ont la permission de manger à leur guise des biscuits, du pain ou des glaces contenant des produits laitiers. De plus, les produits hypoallergéniques utilisés chez les enfants intolérants ou allergiques sont chers. Enfin, un régime trop strict et mal conduit peut entraîner des carences alimentaires en fer ou en vitamines. C'est pourquoi il ne doit pas être entrepris à la légère, sans que la preuve ait été établie de la relation entre l'insomnie et une intolérance alimentaire.

« Il n'y aura donc plus de problème d'intolérance dans l'avenir ? »

Chez certains enfants qui ont grandi et qui au-delà de 3 à 5 ans sont sortis de l'âge de l'intolérance, des signes d'allergie apparaissent, sous la forme d'un eczéma, de bronchites asthmatiformes, ou d'une allergie à la poussière.

Il n'est pas exclu que certains adultes soient encore sensibles aux influences de certaines protéines qui les rendent insomniaques. Une jeune femme, âgée d'une trentaine d'années, qui travaille dans notre équipe de diététique souffre d'une intolérance au blanc d'œuf. Lorsqu'elle consomme une préparation contenant des œufs, elle devient insomniaque la nuit même, nerveuse, agitée, et incapable de concentration. Nous avons eu l'occasion d'étudier ses réactions à plusieurs reprises. À chaque épreuve de réintroduction de protéines d'œuf dans son alimentation les mêmes réactions se produisaient, alors que rien n'était observé après l'administration de substances neutres. Sa grand-mère maternelle semble avoir souffert du même trouble alimentaire et de comportement.

Les difficultés respiratoires

Nous allons voir deux types de difficultés respiratoires de l'enfant qui surviennent la nuit et qui peuvent entraîner des éveils fréquents.

>> Les premières de ces difficultés respiratoires sont ce qu'on appelle les apnées obstructives. Ce tableau peut correspondre, chez l'enfant, au syndrome des apnées du sommeil chez l'adulte.

>> Le deuxième type de difficultés respiratoires est représenté par les crises d'asthme nocturnes.

Ces deux groupes de problèmes respiratoires entraînent des réveils répétés, et favorisent l'apparition d'une fatigue anormale durant le jour. Tous deux s'accompagnent également de signes d'appel qui sont bien observés par les parents, et que le médecin de famille aurait tort de banaliser. On ne doit pas en effet sous-estimer les conséquences physiques de ces deux affections si elles ne sont pas traitées de manière correcte.

Les apnées obstructives
qui perturbent le sommeil

Kevin bloque sa respiration

Kevin a 3 ans. Il est de plus en plus fatigué et il lui arrive même de s'endormir durant les trajets en voiture ou devant la télévision. Depuis un mois il s'est même endormi trois fois pendant qu'il mangeait ou qu'il jouait. Durant ces épisodes Kevin était pâle et respirait lentement. Sa maman a dû le secouer pour le réveiller.

Kevin est devenu triste, difficile et colérique durant la journée. Il est hyperactif et se montre souvent agressif. Sa croissance s'est ralentie depuis quelques mois. L'enfant se plaint aussi de douleurs dans le ventre, à la tête, et dans les membres. Il n'a jamais de fièvre, et tous les examens médicaux réalisés par le médecin de famille sont normaux.

Kevin s'endort difficilement le soir depuis plusieurs mois. Il ronfle en dormant, il fait du bruit en respirant et semble s'étrangler. Les parents l'entendent depuis le couloir de la maison, alors que la porte de la chambre est fermée. Parfois, en écoutant bien, ils s'aperçoivent que les ronflements s'interrompent pendant de longs moments. Les silences sont suivis de bruits respiratoires comme si l'enfant faisait des efforts pour respirer. Quand ils vont voir leur fils, ils le trouvent respirant la bouche ouverte et transpirant beaucoup durant le sommeil. Il s'éveille fréquemment la nuit, pleure et se débat. Ses parents disent qu'il fait des cauchemars. Il n'aime pas dormir couché à plat, et demande à dormir le buste relevé. Ses parents le retrouvent parfois dormant assis dans son lit. Il dort en moyenne 3 à 4 heures la nuit et fait une 1 heure de sieste dans la journée. L'enfant, qui était propre la nuit depuis l'âge de 22 mois, recommence à uriner dans son lit.

Le médecin de famille lui a déjà administré différents traitements, mais sans réussir à améliorer son sommeil. Il n'y a rien de particulier dans l'histoire de Kevin, à part de très fréquentes infections de la gorge et de nombreuses otites.

Lorsque nous voyons Kevin, il est pâle, il a les yeux rouges et cernés, et se les frotte avec insistance. Kevin nous dit que ses mauvaises nuits sont dues à des fantômes, des loups, des renards et des poules qui lui font peur la nuit. Parfois les fantômes et tous les animaux « m'empêchent de respirer et veulent me faire mourir ».

Son examen physique ne révèle rien d'anormal, à part un encombrement nasal purulent et de très grosses amygdales qui occupent presque tout le passage au fond de la gorge.

Les parents ont amené avec eux un enregistrement vidéo du sommeil de leur fils. L'enregistrement n'est pas de grande qualité, mais on voit Kevin se débattre et s'agiter tout en faisant de gros efforts respiratoires.

L'association de troubles du sommeil, de sudation et de ronflements nocturnes nous pousse à faire réaliser un examen du sommeil, à la recherche d'apnées obstructives (c'est-à-dire de blocages respiratoires) durant le sommeil. L'examen montre en effet des apnées obstructives très nombreuses et très longues, qui entraînent des ralentissements du rythme cardiaque. Les épisodes ne s'interrompent que parce que Kevin s'éveille brièvement. Une intervention chirurgicale est proposée pour enlever les amygdales et les végétations, qui sont nettement hypertrophiées. Après l'intervention, Kevin est transformé. Il dort paisiblement, de 20 heures le soir à 7 heures du matin. Il fait près d'une heure de sieste l'après-midi. Il ne ronfle plus, son agitation et la transpiration ont disparu. L'enfant est plus calme et ne manifeste plus de crises de colère. Il joue et se concentre mieux sur ses activités.

Kevin a été revu près d'un an après l'intervention. Son comportement est resté parfait, le jour comme la nuit. Il mange bien et son développement pondéral s'est normalisé. Les parents signalent également qu'à leur grand étonnement leur fils n'a plus fait d'infection respiratoire.

QUESTIONS SUR LES APNÉES DU SOMMEIL

« Mon fils dort mal et il ronfle la nuit. Est-ce que je dois m'inquiéter ? »

Il n'est pas rare que les parents consultent un médecin parce que leur enfant ronfle, ou parce qu'il recommence à faire pipi durant le sommeil alors qu'il était propre la nuit depuis plusieurs mois. Ces phénomènes frappent souvent plus les parents que d'autres signes pourtant bien plus graves, comme la fatigue le jour ou les arrêts respiratoires la nuit. Si les apnées obstructives sont méconnues, l'état général de l'enfant peut se détériorer au point de mettre sa vie en danger. J'ai vu des enfants être admis en urgence dans une unité de soins intensifs parce qu'ils souffraient d'une décompensation cardiaque sévère et avaient les poumons encombrés d'eau. Ce sont les blocages respiratoires qui étaient responsables de la décompensation cardiaque de ces enfants.

Chez l'enfant, les apnées obstructives sont souvent dues à une hypertrophie des amygdales. Quand une intervention est réalisée, et lorsque les amygdales et les végétations sont enlevées, la situation de l'enfant se normalise complètement.

« Mon fils ronfle. Est-ce qu'il faut l'opérer ? »

Il faut d'abord confirmer la présence des apnées obstructives. Si vous observez les signes qui viennent d'être décrits, c'est-à-dire l'agitation nocturne, les éveils fréquents, une transpiration importante durant le sommeil, les bruits respiratoires rauques et surtout des ronflements importants entrecoupés de silences, il y a un risque réel que l'enfant souffre d'apnées du sommeil.

Il est simple d'enregistrer les bruits respiratoires à l'aide d'une cassette normale et de faire entendre l'enregistrement à votre médecin traitant. Celui-ci pourra reconnaître les épisodes de silence et les bruits respiratoires qui caractérisent cette affection.

Un examen physique soigneux permettra alors d'identifier dans la plupart des cas la présence de très grosses amygdales qui obstruent l'arrière-gorge. Il existe des causes plus rares aux apnées obstructives, comme un maxillaire trop petit, un excès de poids, ou certains problèmes neurologiques.

Si l'on suspecte que l'enfant fait des apnées du sommeil, il est indiqué de l'admettre dans un laboratoire du sommeil pour y confirmer la présence des obstructions et quantifier leur retentissement sur l'activité cardiaque et sur l'oxygénation du sang. Si l'examen de sommeil confirme le diagnostic, il est alors tout indiqué de confier l'enfant à un spécialiste nez-gorge-oreilles qui pourra pratiquer l'ablation des amygdales et des végétations.

« Donc si on opère mon fils, il dormira bien ? »

Si on opère l'enfant et qu'on libère ses voies respiratoires en enlevant à la fois les amygdales et les végétations, la cause mécanique à ses difficultés respiratoires disparaît. Mais, comme les autres causes physiques d'insomnie, les apnées du sommeil peuvent aussi être à l'origine de malentendus. Ceux-ci se développent lorsque les parents tentent d'adapter leur attitude dans l'espoir de faciliter le sommeil de leur enfant, comme par exemple en le prenant dans leur lit. Il faut bien entendu corriger ces malentendus tout en traitant la cause physique.

« Est-ce que je constaterai les effets de l'opération immédiatement ? »

Les effets de l'intervention sont quasi miraculeux : les symptômes disparaissent à la suite de l'intervention et le comportement de l'enfant se modifie profondément durant la journée. L'enfant devient beaucoup plus alerte, plus calme, il se concentre mieux dans ses jeux et à l'école, et avec le temps, on constate la disparition des infections respiratoires qui se répétaient en hiver.

« Si mon enfant fait des apnées, je dois donc le faire opérer ? »

Je ne voudrais pourtant pas être inutilement alarmiste. Tous les enfants font de temps en temps des arrêts de la respiration en dormant. Ces apnées du sommeil sont parfaitement normales et n'ont aucune conséquence sur la santé. Ce n'est donc que si les autres signes que je viens de décrire accompagnent ces ronflements qu'il y a lieu de s'inquiéter et de demander l'avis d'un médecin. De même, un enfant peut très bien avoir des végétations ou de grosses amygdales sans pour autant devoir être opéré, et sans avoir jamais de problème respiratoire durant le sommeil.

En conclusion

Si tous les enfants peuvent ronfler durant la nuit, certains le font de manière anormalement importante. Ils présentent aussi d'autres signes d'alerte, comme l'agitation, la transpiration, les bruits respiratoires et les éveils multiples. Si les examens de sommeil confirment la présence d'apnées obstructives, une mise au point clinique est justifiée et une intervention chirurgicale peut être utile pour libérer les voies respiratoires de l'enfant et lui permettre de retrouver un comportement normal tant durant le sommeil que durant la journée.

L'asthme nocturne
qui perturbe le sommeil

Abordons maintenant le deuxième type de difficultés respiratoires nocturnes de l'enfant : les crises d'asthme. Le blocage de la respiration n'est plus dû à l'obstruction des voies respiratoires supérieures, mais se situe cette fois au niveau des extrémités des petites voies respiratoires et des bronches. Les difficultés respiratoires proviennent de l'effort physique que l'enfant doit fournir pour respirer. Celui-ci est tel que l'enfant s'éveille la nuit.

Ludovic s'étouffe en dormant

Ludovic a 5 ans. Il est asthmatique et s'éveille deux à quatre nuits par semaine, avec une forte impression d'oppression respiratoire. Il tousse, s'agite et se sent très anxieux. Il vient réclamer l'aide de ses parents. Ceux-ci sont tellement inquiets qu'ils demeurent éveillés et surveillent leur enfant la nuit.

Les parents viennent consulter pour voir si nous pouvons améliorer le sommeil de Ludovic. Nous leur proposons qu'un pneumologue pédiatre examine leur enfant. Il semble en effet que nous ne pourrons rien faire pour rassurer la famille tant que Ludovic aura des crises d'asthme nocturne.

La mise au point médicale permet de confirmer que Ludovic est fortement allergique aux poussières de maison. Un traitement médicamenteux est entrepris et des mesures prophylactiques sont prises. Un mois plus tard la condition respiratoire de Ludovic s'est nettement améliorée. Dans les mois qui suivent, l'enfant n'a plus présenté de toux ni de crise d'asthme la nuit, et son sommeil s'est complètement normalisé.

En conclusion

Un enfant qui souffre d'asthme peut présenter différents problèmes la nuit : il tousse en dormant et s'agite, sa respiration devient sifflante, et il fait de gros efforts pour expirer. Chez certains asthmatiques, les difficultés respiratoires surviennent essentiellement la nuit. La crise peut être déclenchée par un phénomène allergique, une infection respiratoire, ou bien elle survient à l'occasion du reflux de l'acidité de l'estomac.

Les traitements qui sont proposés dépendent de la cause des problèmes respiratoires et de leur importance.

La situation évolue habituellement très bien, et le plus souvent, lorsque l'enfant devient adolescent, il ne fait plus de crise d'asthme.

6

Les troubles qui sont parfois confondus avec l'insomnie

Des parents viennent me voir pour des insomnies qui ont un caractère très bizarre. Il s'agit en réalité de comportements particuliers de l'enfant durant le sommeil que l'on nomme des « parasomnies ». L'enfant continue à dormir durant ces épisodes, mais les parents pensent qu'il est éveillé. Ces phénomènes sont héréditaires, souvent spectaculaires, mais la plupart du temps inoffensifs. Ils surviennent habituellement au début de la nuit, lors d'une phase de sommeil calme. Nous allons en voir plusieurs exemples.

Les « parasomnies » les plus fréquentes de l'enfant	
NOM	*SI L'ENFANT*
Terreurs nocturnes	pleure, crie
Rythmies	se balance
Somnanbulisme	a des mouvements coordonnés
Énurésie	a des pertes des urines

Dans ce chapitre, je reprends l'histoire de cauchemars également. Il ne s'agit pas de « parasomnie » à proprement parler, mais les parents les confondent souvent avec les épisodes de terreurs nocturnes.

Les mouvements bizarres la nuit

**« Mon enfant bouge de manière bizarre dans son lit.
Est-ce que c'est anormal ? »**

Tous les enfants bougent quand ils dorment. Chez certains, cependant, les mouvements peuvent être particulièrement amples ou saccadés, ce qui inquiète les parents. Les problèmes neurologiques qui sont à l'origine de ces troubles et qui peuvent perturber le sommeil de l'enfant sont multiples. Rappelons toutefois que ces problèmes neurologiques sont rares, et que, la plupart du temps, la véritable raison des troubles du sommeil et des insomnies de l'enfant est d'un autre ordre.

L'enfant épileptique

Certaines affections neurologiques peuvent empêcher un sommeil normal. Je pense par exemple aux enfants qui ont souffert d'une méningite ou d'une autre atteinte cérébrale et qui, depuis, ont perdu la faculté de dormir normalement. Ces enfants peuvent — dans certains cas exceptionnels — bénéficier d'un traitement médicamenteux pour retrouver le sommeil.

Dans des situations plus exceptionnelles encore, ces manifestations peuvent servir de révélateur d'une épilepsie qui était encore méconnue.

C'est le caractère inhabituel des manifestations nocturnes, leur côté répétitif et stéréotypé, et l'horaire insolite qui suggèrent qu'un enfant souffre plus que d'un trouble de sommeil simple. C'est un de ces très rares cas qui me poussent à demander un examen polygraphique du sommeil pour tenter de mettre en évidence une éventuelle épilepsie.

Isabelle est bizarre la nuit

Isabelle a 5 ans. Ses problèmes de sommeil ont commencé il y a quatre à cinq mois. Elle pleure, crie et perd ses urines dans son lit, alors qu'avant elle était propre. La crise survient une fois toutes les nuits, à des heures variables. Isabelle est timide et sauvage durant la journée. Ses contacts sont très difficiles avec les autres enfants. Un neurologue et un médecin de famille ont réalisé une série d'examens, qui sont tous normaux. Un rapport rédigé par un pédopsychiatre conclut que le comportement nocturne inexplicable d'Isabelle et son attitude peu sociable durant la journée signent son entrée dans une pathologie psychiatrique grave.

Je ne trouve rien de particulier quand Isabelle m'est présentée en consultation et je décide de faire réaliser des examens de sommeil. Durant l'enregistrement, je constate qu'Isabelle fait des crises d'épilepsie au moment où débutent les épisodes de cris et d'agitation. Les épisodes d'épilepsie durent plusieurs minutes. Lorsque Isabelle est éveillée, les tracés électroencéphalographiques de contrôle redeviennent parfaitement normaux.

Le neurologue responsable d'Isabelle entame alors un traitement antiépileptique. En quelques jours, tous les symptômes disparaissent. L'enfant ne fait plus de crises la nuit, elle ne perd plus ses urines et son comportement s'améliore très nettement durant la journée.

Six ans plus tard, Isabelle va toujours bien. Elle n'a plus jamais fait de crise nocturne, elle poursuit normalement sa scolarité.

Ce genre de situation est très rare. Il illustre cependant combien un comportement bizarre durant la nuit peut avoir une origine neurologique, qui demeurerait méconnue si des examens de sommeil n'étaient pas réalisés. Cette histoire rappelle aussi que le comportement de la journée peut être profondément influencé par ce qui se passe la nuit.

« Tous les mouvements brusques et involontaires pendant la nuit doivent-ils faire penser à l'épilepsie ? »

Ne vous alarmez pas inutilement. Beaucoup de manifestations bizarres durant la nuit n'ont absolument rien à voir avec l'épilepsie. Laissez-moi vous en donner un exemple. Tous les mouvements des membres durant le sommeil ne signent pas la présence d'une épilepsie.

Il existe des mouvements très particuliers appelés les « jambes sans repos ». Lors de ces épisodes, un membre, habituellement une jambe, bouge durant le sommeil à un point tel que le dormeur se réveille. Il ne s'agit cependant pas d'une épilepsie.

Il est de même tout à fait normal de sursauter au moment de l'endormissement. Cette forme très courante de mouvements d'un ou de plusieurs membres durant le sommeil est appelée « myoclonies d'endormissement ». Il s'agit d'une situation parfaitement anodine. L'activation spontanée d'une partie du cerveau au moment de l'endormissement favorise l'apparition de tremblements ou de sursauts. Ceux-ci passent le plus souvent inaperçus du dormeur. Mais ils peuvent parfois le réveiller brutalement tandis qu'il s'endort.

Les rythmies de sommeil

Les rythmies de sommeil, ou encore appelées rythmies d'endormissement, sont fréquentes en pédiatrie. Les enfants se balancent la nuit en s'endormant. Ils bougent de manière rythmée et très souvent ils accompagnent leur balancement de petits cris. Les parents viennent nous consulter pour des « insomnies » de l'enfant ou parce qu'ils redoutent un trouble cérébral.

Philippe se balance dans le lit

Philippe est un garçon de 17 mois, c'est un bel enfant, souriant et confiant. Son comportement est normal durant la journée, mais, la nuit, il ne dort pas depuis la naissance. Ses parents se disent « au bout du rouleau ». Philippe est couché dans la chambre de ses parents et, toutes les nuits, il se met à quatre pattes, geint et pousse des petits cris, tout en se balançant de manière rythmée. Chaque fois qu'il se balance, il se cogne la tête contre le bord en bois du lit. La maman se lève de nombreuses fois pour parler à l'enfant et l'encourager à ne plus se balancer. Les épisodes se répètent toutes les 90 minutes environ.

Plusieurs essais ont déjà été tentés pour empêcher les mouvements de l'enfant. Un médicament sédatif, un sirop homéopathique, un traitement par la musique et l'intervention d'un radiesthésiste ont tous été vains et n'ont pu empêcher Philippe de se balancer la nuit.

Le papa est âgé de 33 ans. Il est grand et costaud et exerce le métier de gendarme. Jusqu'à l'âge de 8 ans, le papa a fait pipi au lit, et jusqu'à 20 ans il se cognait la tête de manière rythmique contre un coussin durant le sommeil. J'explique que l'enfant est tout à fait normal et qu'il présente de simples rythmies d'endormissement. Ces mouvements aident l'enfant à trouver le sommeil chaque fois qu'il s'éveille ou que son sommeil s'allège. Puis j'explique à Philippe que son papa a aussi présenté des rythmies. Il l'a même fait jusqu'à l'âge de 20 ans. De plus, il a été énurétique jusqu'à 8 ans. Et malgré tout cela son papa est parfaitement normal ; il est même un monsieur particulièrement costaud et en parfaite santé.

Je conseille alors de mettre Philippe dans une chambre séparée de celle de ses parents. Les bruits occasionnés par l'enfant seront moins audibles. Je propose aussi de mettre le matelas de Philippe par terre, pour réduire encore le bruit et surtout l'intensité des mouvements.

Une semaine plus tard, les parents reviennent en souriant. Depuis qu'ils ont pris ces mesures, Philippe ne gémit plus, ses balancements sont devenus moins importants et moins longs, bien qu'ils surviennent encore chaque nuit. Les parents ont dû affronter la grand-mère qui trouvait inconvenant et sale de mettre le matelas par terre. Mais, de toute évidence, les parents ont fait bloc et ils ont maintenu leur décision.

Les parents ont très peur que ces manifestations physiques ne soient dues à un problème psychologique ou neurologique et n'entraînent un trouble de la colonne cervicale. Je peux les rassurer : il n'en est rien. Ces rythmies surviennent habituellement durant les premiers mois de la vie et dans la moitié des cas disparaissent vers l'âge de 2 ans. Chez certains enfants elles peuvent se prolonger bien plus tard.

Les rythmies de sommeil peuvent parfois être perçues par l'enfant. J'ai connu une petite Aurélie de 5 ans qui se balançait toutes les nuits. Elle m'a dit en souriant : « Ma maman vient toutes les nuits. Je tape ma tête contre le bois de mon lit, alors ma maman, elle vient. »

Les rythmies se produisent quand le sommeil est léger et que l'enfant s'endort. Si elles surviennent de manière répétée, les rythmies peuvent témoigner d'éveils anormalement fréquents. La question est de savoir ce qui favorise ces éveils répétés. En cherchant, on peut découvrir des malentendus. On peut aussi parfois trouver autre chose, comme par exemple l'existence d'une intolérance alimentaire.

En dehors de ces situations assez rares, il n'y a pas de traitement pour les rythmies d'endormissement. Les parents ne peuvent en changer la fréquence. Tout ce qu'ils peuvent faire, c'est en réduire la durée et l'intensité. Je leur propose d'installer le matelas de l'enfant par terre. Les balancements verront leur amplitude diminuée et se dérouleront de manière beaucoup plus silencieuse. Par ailleurs, il n'est pas exceptionnel de voir diminuer l'importance des rythmies quand l'enfant peut se dépenser un peu plus physiquement dans la journée et qu'il s'endort plus fatigué. Il est possible que s'éveillant moins aisément, il ait d'autant moins tendance à se balancer pour s'endormir à nouveau.

En résumé

L'enfant peut présenter des réactions neurologiques diverses lors de l'endormissement ou du sommeil (mouvements des jambes, balancements). Les vrais problèmes neurologiques sont cependant fort rares. Nous ne serons alertés que par l'importance et la fréquence des manifestations nocturnes autant que par les troubles du comportement durant la journée. En cas de suspicion, un examen de sommeil permet de confirmer l'anomalie, et, si nécessaire, d'envisager un traitement médical.

Les pleurs de la nuit : cauchemars et terreurs nocturnes

**« Mon enfant pleure et hurle en dormant la nuit.
Pensez-vous qu'il a un problème nerveux ou psychologique ? »**

Comme les rythmies d'endormissement et autres formes de comportement bizarres qui surviennent durant le sommeil, les cauchemars et les terreurs nocturnes font partie du groupe de problèmes de sommeil dénommés « parasomnies ».

Les parasomnies sont des comportements particuliers qui se produisent durant le sommeil. Ces situations sont en général très spectaculaires, mais elles ne réveillent pas toujours l'enfant et ne lui laissent parfois aucun souvenir le matin. Les manifestations disparaissent spontanément avec la fin de l'enfance, à de rares exceptions près. Elles ne sont pas le signe d'un trouble cérébral ou d'un problème psychologique. Les parasomnies ont d'ailleurs souvent un caractère héréditaire, et plusieurs formes peuvent être associées, de manière simultanée ou successive, sans la moindre conséquence pour l'enfant.

Parmi ces parasomnies, nous trouvons les cauchemars et les terreurs nocturnes. Ces pleurs paroxystiques qui surviennent la nuit sont fréquemment rapportés par les familles comme des manifestations d'une insomnie. Il ne s'agit pas d'une insomnie, car il ne se produit pas à proprement parler d'éveil nocturne. L'enfant qui fait un cauchemar ou une terreur nocturne ne s'éveille en général pas, même si les manifestations sont très spectaculaires pour l'entourage.

Les cauchemars

Je commence volontiers par les cauchemars. Si la plupart des enfants font des cauchemars, pour certains la situation devient un problème tellement important que la famille vient en consultation dans l'espoir de trouver une solution.

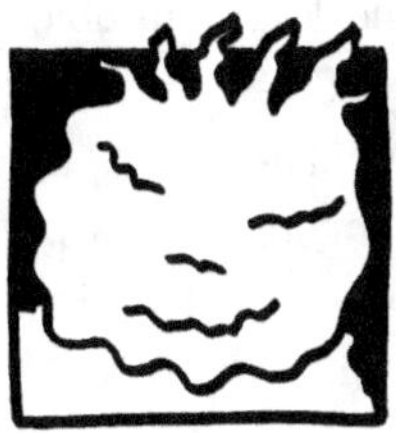

Le cauchemar est un vrai problème pour l'enfant, qui le vit de manière très intense. S'il développe une peur de retrouver ses cauchemars la nuit, il risque de refuser de s'endormir le soir. Dans ce cas, les cauchemars peuvent engendrer un trouble du sommeil qui se traduit par une vraie peur du sommeil lui-même.

Un cauchemar habituel

Les parents de Gaétan sont inquiets. Leur fils de 5 ans n'a jamais rien présenté d'anormal durant le sommeil. Il y a dix jours, Gaétan a fait une grippe accompagnée d'une fièvre supérieure à 40 °C. Il a été malade pendant trois jours et a fort mal dormi. C'est ensuite que les problèmes sont apparus. Une nuit, vers 4 heures du matin, alors que Gaétan était couché dans son lit, il a poussé des cris et a commencé à s'agiter. Il tournait la tête violemment de gauche à droite. Il avait les yeux fermés et semblait effrayé. Ses parents l'ont réveillé. Il était en nage et leur a dit avoir vu des choses terribles. Il disait se trouver bloqué, ne plus pouvoir bouger. Il était retenu par un traîneau qu'il tirait dans la neige et il était perdu. Une autre nuit, après avoir été réveillé dans les mêmes circonstances, il dit s'être trouvé devant un grand mur froid qu'il ne parvenait pas à franchir. Une fois réveillé Gaétan avait peur de se rendormir, il craignait de continuer son cauchemar. Les cauchemars se sont encore reproduits pendant trois nuits. Ils ont disparu ensuite pendant deux nuits, pour réapparaître à nouveau pendant deux nuits.

Les parents se rappellent que Gaétan avait déjà fait une série de cauchemars vers l'âge de 2 ans. Ils étaient également apparus à l'issue d'un épisode de fièvre élevée et ils avaient disparu après quelques jours. Le papa signale que lui aussi, aurait fait de tels cauchemars, quand il était petit. Il pense même s'en souvenir maintenant, à l'âge de 43 ans. Nous discutons avec Gaétan et sa famille et ne trouvons rien d'anormal dans leur histoire ni dans le comportement récent de l'enfant. Il n'y a pas d'excès de caféine ni de chocolat.

Je conclus alors que Gaétan présente, comme son papa l'avait fait avant lui, une sensibilité aux cauchemars qui se manifeste à la suite d'une période de mauvais sommeil, comme celui dû à une infection ou à une fièvre élevée. Le trouble ne semble pas alarmant et je ne propose aucune mesure particulière. Durant l'année qui a suivi, Gaétan n'a plus présenté de cauchemars, malgré plusieurs infections respiratoires et une otite.

Gaétan a présenté des cauchemars typiques. Ceux-ci étaient facilités par l'augmentation de sommeil agité qui a suivi la normalisation du sommeil de l'enfant après sa maladie. Durant la période d'infection

Gaétan avait mal dormi, et ce manque de sommeil a favorisé un « rebond » de sommeil, et en particulier de sommeil agité, lors de la guérison. C'est durant ce type de sommeil que se déroulent les rêves — et les cauchemars.

Les explications peuvent parfois aider l'enfant et sa famille. Parler du cauchemar, dessiner les scènes qui font peur ou encore dépasser la peur par l'humour peuvent aider certains enfants. La bonne solution nous est parfois fournie par l'enfant lui-même.

Les pièges à cauchemar

Mateo fait des cauchemars presque chaque nuit. La maman de Mateo me dit qu'elle vient consulter pour les insomnies de son fils, mais que « tout ceci n'est guère sérieux, il ne s'agit après tout que de peurs bien banales d'un enfant ». Tout a commencé il y a un peu plus de cinq mois, juste après son cinquième anniversaire. Mateo fait toutes les nuits, entre 4 et 6 heures, le même cauchemar. Des loups rôdent autour de son lit et le menacent. Mateo n'a pas d'autres peurs durant la journée. Il est sociable, joyeux, et il est entouré de beaucoup de copains.

Nous discutons de ses peurs, et des loups. Mateo nous dit qu'il sait bien que ces animaux ne sont pas vraiment dans sa chambre, mais qu'il en a quand même vraiment peur. Je lui propose alors de dessiner ses peurs et de remplir un carnet magique de sommeil pendant une semaine.

Lors de la consultation suivante, Mateo n'a rempli ni ses feuilles de dessin, ni son carnet de sommeil. À la place, il tient en main un grand sac en plastique et il m'annonce très sérieusement qu'il a apporté ses pièges à cauchemars. Cette fois, la maman semble amusée et fière de son fils.

Mateo extrait alors, une par une, cinq planchettes en bois sur lesquelles il a planté de longs clous, qu'il a reliés entre eux par du fil de fer. Il nous dit que chaque planchette est un piège à cauchemars. Il en est d'autant plus fier qu'il est l'inventeur et le fabricant des pièges.

Quand il se sent nerveux le soir et qu'il pense que les loups vont venir dans sa chambre, il dispose ses pièges tout autour de son lit. Il se couche alors, rassuré, certain que les loups auront bien trop peur des pièges pour oser l'attaquer durant son sommeil. Le matin, après une nuit sans problème, Mateo range ses pièges à cauchemars dans son armoire. Ses pièges sont devenus les garants de ses bonnes nuits.

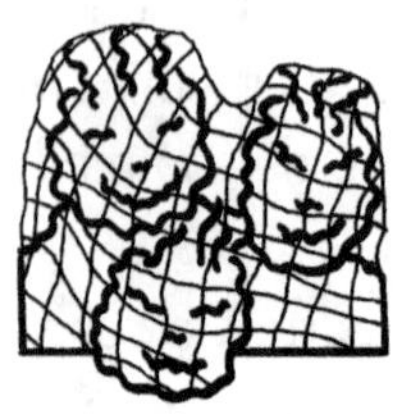

Conseils pratiques

Si les cauchemars ne semblent pas être liés à un problème vécu par l'enfant et qu'ils n'entraînent pas de peur du sommeil, il suffit de rassurer l'enfant et sa famille. L'humour et la magie permettent aussi d'exorciser la menace du cauchemar. Dans certaines peuplades, des chamans et des talismans prémunissent contre le pouvoir des cauchemars.

Si l'enfant développe une peur du coucher et du sommeil à cause de ses cauchemars, il faut proposer de dessiner les cauchemars et d'en parler. Si ces mesures simples ne suffisent pas, il peut être nécessaire de faire intervenir une aide psychologique brève. La situation se présente surtout si le cauchemar revient de manière répétée.

La différence entre le cauchemar et la terreur nocturne

Le cauchemar

Les « rêves d'angoisse » réveillent l'enfant durant une phase de sommeil agité, le plus souvent en fin de nuit. L'enfant se souvient bien des détails effrayants de son cauchemar et il ne se rendort qu'après avoir été rassuré. Ces manifestations s'observent surtout entre l'âge de 4 et 7 ans. Elles témoignent de situations de conflits non résolus ou de situation de tension normale, comme par exemple lors de la période de l'Œdipe. Ces périodes perturbées sont transitoires.

Les cauchemars sont aussi favorisés par une augmentation de la fréquence des phases de sommeil agité, comme lors de la chute de la fièvre à la fin d'une affection, ou après l'arrêt de la prise de médicaments hypnotiques à action courte.

Le cauchemar de l'enfant n'a pas de traitement. Il faut éviter les histoires ou films impressionnants avant le coucher. Dans la majorité des cas, la fréquence des épisodes diminue au cours du temps. Dans de rares cas persistants, il faut rechercher une origine psychologique.

Il est très utile de pouvoir faire parler l'enfant de ses cauchemars, ou de l'inciter à les dessiner. L'enfant se sent souvent soulagé et l'intensité des crises diminue.

La terreur nocturne

Chez près de 5 % des enfants âgés de 2 à 6 ans surviennent des épisodes impressionnants de cris angoissés et d'agitation. L'incident est bref et l'enfant n'en garde aucun souvenir. Il survient durant la première partie de la nuit, en fin de sommeil lent profond, juste avant le passage en sommeil agité. Dans la majorité des cas, les épisodes se raréfient spontanément avant l'âge de 10 ans.

Le médecin se contente de rassurer les parents et déconseille toute forme de calmants. Si l'histoire de l'enfant le suggère, il peut être amené à faire réaliser un électroencéphalogramme nocturne pour exclure la présence d'une épilepsie ou d'apnées obstructives.

Les terreurs nocturnes

Jeremy crie la nuit

Depuis les vacances, il y a environ un mois, Jeremy crie et s'agite toutes les nuits. Il crie toujours entre 22 et 23 heures, soit une heure après s'être endormi. Jeremy a 4 ans et il n'avait jamais rien fait de semblable auparavant.

Bien entendu, Jeremy a déjà fait des cauchemars, mais jamais il n'a ressenti autant d'angoisse. Quand ses parents arrivent à son chevet, l'enfant est assis ou debout dans son lit. Il est étrangement pâle, il transpire les yeux grand ouverts, mais pourtant il ne voit pas ses parents. Il les repousse violemment quand ils veulent le prendre dans les bras. Il crie et articule « non, non ». La peau de Jeremy est froide et moite et son cœur bat à toute allure. Au bout de 5 minutes d'agitation, la crise cesse brusquement et Jeremy se rendort jusqu'au lendemain. À son réveil, il ne se souvient plus de rien et s'étonne même lorsqu'on lui parle de ses cris. Il a déjà manifesté la même surprise lorsque ses parents l'ont réveillé en pleine crise. Il demandait pourquoi ses parents étaient là dans sa chambre, pourquoi ils étaient assis sur son lit, et pourquoi ils semblaient avoir si peur.

Les parents sont convaincus que leur fils fait de terribles cauchemars, ou même, pire encore, des crises d'épilepsie. Ils ont d'autant plus peur qu'un frère du père est épileptique.

Il ne s'agit pourtant pas de cauchemars. De vrais cauchemars sont nettement moins spectaculaires que ce que décrivent les parents. Mais surtout, les cauchemars se déroulent pendant le sommeil agité, donc essentiellement en fin de nuit, après 2 ou 3 heures du matin. Durant les cauchemars les rêves sont tellement chargés d'angoisse que les enfants une fois éveillés refusent de se rendormir, de peur de se retrouver de nouveau prisonniers du cauchemar. Mais surtout, le cauchemar laisse un souvenir très vif, et l'enfant réveillé la nuit, ou le matin, peut souvent décrire son cauchemar.

Je fais remarquer aux parents qu'il s'agit donc bien d'un autre phénomène. Ce n'est pas non plus de l'épilepsie, qui le plus souvent se complique de mouvements saccadés des membres ou de tout le corps, de pertes des urines, de morsure de la langue, toutes sortes de comportements que Jeremy n'a pas. De plus, une crise d'épilepsie ne se laisse pas interrompre par l'intervention des parents.

Ce que présente Jeremy est bien plus banal : il ne s'agit en fait que de simples terreurs nocturnes. Celles-ci, contrairement aux cauchemars, se déroulent dans la première partie de la nuit, avant minuit. La terreur survient durant le sommeil calme ; les muscles sont alors moins hypotoniques que durant le sommeil de rêve et l'enfant est encore capable de tenir assis ou même de se lever dans son lit. L'enfant dort profondément, mais son système nerveux est en agitation. C'est en particulier la partie du système nerveux appelée « système nerveux autonome » qui est en pleine tempête. Les muscles, le cœur, la respiration sont en pleine stimulation. On ne connaît pas les raisons de cette tempête nerveuse, mais on sait qu'elle est de courte durée et qu'elle n'entraîne aucun risque pour l'enfant. Comme tout se passe en sommeil calme, alors que l'enfant ne rêve pas, il se rendort sans difficulté et ne garde aucun souvenir le matin.

La maman nous demande alors si les crises de terreurs nocturnes ne peuvent pas être dues à un stress psychologique. Elle est en conflit avec ses propres parents et depuis plusieurs semaines, la vie est très tendue à la maison. Je ne sais pas quelle réponse apporter à sa question. On ne peut pas exclure que lorsqu'un enfant dort très profondément en début de nuit, il s'expose plus à des terreurs nocturnes. Mais par ailleurs, il est possible que les tensions familiales favorisent les terreurs nocturnes.

Les terreurs nocturnes sont l'une des diverses manifestations des « parasomnies » que présentent beaucoup d'enfants de l'âge de Jeremy. En posant de nouvelles questions, nous apprenons que le papa de Jeremy était somnambule jusqu'à l'âge de 9 ans, que son oncle paternel a fait de l'énurésie jusqu'à l'âge de 10 ans et qu'une sœur de la maman a présenté des rythmies de sommeil jusqu'à l'âge de 8 ans. Je fais alors remarquer à Jeremy qu'avec un tel héritage familial il serait bien étonnant qu'il n'ait pas au moins des terreurs nocturnes. Jeremy rit de bon cœur et ses parents semblent plus détendus. J'ajoute que je suis certain que dans sa classe de vingt élèves il y a au moins un ou même peut-être deux autres enfants qui présentent des terreurs nocturnes, mais qui n'osent pas en parler, contrairement à lui.

Il n'y a aucun traitement et pas de médicament des terreurs nocturnes. Comme toutes les parasomnies, les terreurs nocturnes surviennent à l'âge préscolaire, ou à l'âge scolaire, et elles disparaissent tout naturellement quand l'enfant grandit. Je propose aux parents de ne pas intervenir et de ne pas réveiller Jeremy lors des épisodes. Cela ne sert à rien et aurait comme seul effet de perturber le sommeil de leur fils.

Et quand les horloges sont folles

Je voudrais maintenant vous faire explorer des situations très particulières qui empêchent qu'un enfant dorme au moment où on s'attendrait qu'il le fasse. Les parents se plaignent que leur enfant est

insomniaque. Il dort en fait très bien — mais selon son propre horaire.
Il s'endort soit trop tard, soit trop tôt. Ces décalages résultent d'une
fragilité des contrôles chronobiologiques, dont les causes exactes nous
échappent encore. Ces décalages des phases d'endormissement et
d'éveil touchent surtout les enfants en âge scolaire. On rencontre
pourtant des histoires semblables chez les petits de moins de 3 ans.

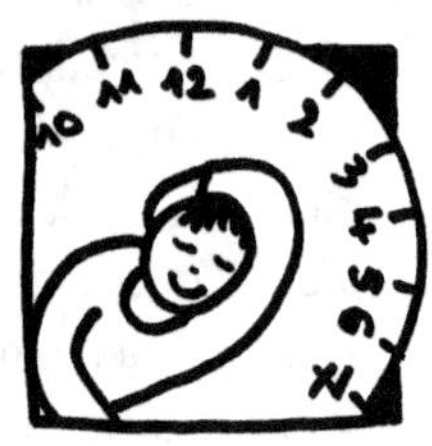

L'horloge est en retard ou le retard
de phase d'endormissement

Voici tout d'abord des histoires d'enfants qui souffrent d'un retard
de la phase d'endormissement. L'enfant s'endort plus tard que son
entourage ne le souhaiterait, et après avoir dormi d'un sommeil tout
à fait normal, il s'éveille. Il est bien entendu beaucoup plus tard que
l'heure désirée. Un réveil à une heure considérée comme normale
pour l'entourage peut être trop précoce pour l'enfant, qui s'est endormi
plus tard que prévu.

Quand l'enfant ne parvient pas à s'endormir avant une heure avan-
cée de la nuit, il se tourne dans son lit sans trouver le sommeil. Il
s'énerve, se sent coupable de ne pas dormir encore, pleure, a peur
d'être fatigué le lendemain matin, et finit par se lever pour demander
de l'aide. Il revient à plusieurs reprises dans le salon ou la chambre
des parents, qui deviennent le plus souvent inquiets ou excédés. Finalement, l'enfant finit par s'endormir tard dans la nuit ou aux petites
heures du matin.

L'enfant qui doit se lever pour aller à l'école est réveillé par ses
parents le matin. Il ne parvient pas à se lever et les parents doivent

insister à plusieurs reprises avant que, maussade, il se lève. Il fait une toilette sommaire et se hisse à la table du petit déjeuner, où il reste mal éveillé et sans appétit.

Il traîne ensuite sa fatigue durant une partie de la matinée et ne parvient pas à se concentrer. La fatigue a un horaire caractéristique : c'est le matin qu'elle est la plus importante, puis elle diminue au fur et à mesure que la journée se déroule. L'enfant est en pleine forme le soir, tellement, même, qu'il n'est pas prêt à se coucher quand vient l'heure d'aller au lit. Quand l'enfant dort enfin aussi longtemps qu'il le désire, comme lors d'un week-end ou durant les vacances, il ne sent aucune fatigue au réveil.

**« Ma fille ne veut pas s'endormir le soir. Elle résiste
à l'envie de dormir. Elle ne s'endort jamais avant 11 heures
du soir. Est-ce qu'elle a un problème psychologique ? »**

La cause du retard de la phase d'endormissement est inconnue. Il s'agit d'une impossibilité pour le cerveau de l'enfant de régler le moment de l'endormissement à une heure qui serait socialement acceptable. Le décalage est le plus souvent transitoire. Il survient à la suite d'une maladie ou de vacances pendant lesquelles l'enfant se couche à des heures plus tardives ou plus variables que durant le reste de l'année. C'est aussi ce qui se passe lorsqu'en avion nous traversons plusieurs fuseaux horaires. Un décalage transitoire se manifeste également pour certains enfants lors du passage de l'heure d'hiver à l'heure d'été. Nous en avons vu un exemple au chapitre sur les malentendus (page 63). Le moment du coucher est avancé de manière artificielle et le comportement de l'enfant est déréglé. L'enfant retrouve généralement un rythme normal après deux à trois jours.

Les contrôles des phases de veille et de sommeil sont sans doute plus fragiles chez certains enfants. Un dérèglement momentané de l'horaire de sommeil a alors des effets qui persistent ou qui s'aggravent parfois avec le temps.

Le retard de phase s'observe surtout après l'âge de 6 ans, mais peut survenir à tout âge. Il est souvent très mal vécu par l'enfant et par sa famille. Les parents sont inquiets lorsqu'ils découvrent que leur enfant ne dort toujours pas quand ils se couchent tard la nuit. Ils pensent alors que leur enfant refuse tout simplement de s'endormir. Certains enfants sont considérés par leur entourage comme des simulateurs, des opposants, des enfants à problèmes psychologiques ou même neurologiques. Les parents vont solliciter l'aide d'un spécialiste pour comprendre pourquoi leur enfant s'oppose au sommeil… et à leur autorité. C'est pourquoi ce type d'enfant est souvent amené chez un psychologue ou un pédopsychiatre.

Lorsque l'attitude des parents par rapport à ce décalage est excessivement ferme, l'enfant qui redoute les réactions de ses parents devient encore plus inquiet et nerveux le soir, et a d'autant plus de mal à trouver le sommeil.

Francis ne parvient pas à s'endormir

Francis a 8 ans. C'est un beau garçon, qui semble particulièrement sage et timide. Il se couche vers 20 heures le soir, mais malgré tous ses efforts, il ne trouve le sommeil qu'entre 22 et 23 heures. Il se lève le matin à 7 heures pour aller à l'école. Il est fatigué, somnole, se plaint d'avoir mal à la tête et d'avoir froid, et il ne déjeune presque pas. Sa fatigue est tellement importante que parfois ses parents ne l'amènent à l'école que vers 10 heures du matin. Il traîne sa fatigue toute la matinée et il s'endort parfois en classe. Malgré tout, c'est un bon élève.

Le problème est apparu il y a six mois, lors de vacances pendant lesquelles les horaires avaient été complètement bouleversés. Les parents constatent que la situation s'est encore aggravée lors du passage de l'heure d'hiver à l'heure d'été, où leur fils a encore été privé d'une heure de sommeil. Francis se sent beaucoup plus vaillant le soir que le matin et il nous dit : « J'adore le soir, je déteste le matin. »

Le père de Francis est très autoritaire et ne tolère pas la moindre discussion sur ses principes éducatifs. Il considère que son fils fait exprès de retarder son endormissement. Il se fâche souvent le soir et menace son fils de punitions s'il continue à s'entêter à rester éveillé si longtemps.

J'explique à Francis la nature de son retard d'endormissement. Pendant que je parle en essayant de dédramatiser la situation, Francis se détend et sourit. Je lui propose alors, puisque le décalage n'est que de une à deux heures environ, de ne pas s'en faire. Il vaudrait beaucoup mieux profiter de cette situation pour lire et dessiner, par exemple. Il doit cependant s'occuper hors de son lit, et ne peut se coucher que lorsqu'il se sent fatigué, mais bien entendu toujours avant son heure habituelle d'endormissement, c'est-à-dire, vers 21 h 30. Francis a beaucoup de chance d'avoir tout ce temps pour mener une activité amusante ou intéressante. Plus tard, en grandissant, il retardera tout naturellement le moment de se coucher et le retard d'endormissement ne se remarquera presque plus. Je confie à Francis un carnet magique de sommeil et je propose que nous nous revoyions une semaine plus tard. Francis et son père semblent beaucoup plus détendus quand nous nous revoyons. C'est l'enfant qui d'emblée prend la parole et nous dit que maintenant qu'il lit et écoute de la musique le soir il ne s'énerve plus et s'endort tout naturellement vers 21 heures, soit plus d'une heure plus tôt. Francis n'est plus angoissé à l'approche de l'heure du coucher et son père nous dit que lui aussi accepte beaucoup mieux la situation. Francis est beaucoup moins fatigué le matin et il ne s'endort plus en classe.

L'anxiété de Francis concernant son sommeil était probablement amplifiée par le mécontentement de son père. L'enfant se sentait coupable et s'énervait. Son inquiétude était telle que le sommeil lui échappait encore pendant une bonne heure de plus.

Pour Francis, le décalage était peu important et restait compatible avec une vie normale. C'est pourquoi je n'ai proposé aucun traitement. Il suffit dans ces conditions de dédramatiser la situation et de rendre le retard plus supportable pour l'enfant et pour son entourage. Alors, comme par magie, l'enfant rencontre beaucoup plus facilement son sommeil.

D'autres traitements

Lorsque l'enfant est plus grand, et que le décalage entraîne une fatigue importante, je dédramatise d'abord la situation, et veille à déculpabiliser l'enfant comme ses parents. Ensuite, je propose parfois des solutions pour soutenir l'enfant. Je suggère par exemple que l'enfant lutte contre son intolérable fatigue du matin en allant à l'infirmerie de l'école vers 10 heures du matin : là, il s'allongera sur un lit et fera la sieste pendant 15 minutes. L'enfant se sentira tout rafraîchi par cette petite pause.

Certains enfants plus âgés développent parfois une stratégie pour lutter contre l'impression de fatigue qui les tenaille le matin. Ils ont recours par exemple à des aliments stimulants, comme le café, le coca, le thé ou le chocolat. Ces aliments contiennent de la caféine, de la théine et de la théobromine, qui sont des substances stimulantes naturelles. Il faut pourtant faire attention car cette habitude alimentaire peut parfois aggraver les difficultés d'endormissement (comme nous l'avons vu au sujet des intolérances alimentaires page 142).

Enfin, certains enfants se sont inventé une stratégie pour trouver le sommeil plus rapidement. J'ai vu des enfants prendre une douche froide le soir, d'autres boire un grand verre de jus de fruits frais, d'autres encore prendre une aspirine le soir. Toutes ces techniques pourraient favoriser la chute de la température du corps, ce qui effectivement permet un endormissement plus aisé. Il est pourtant difficile de faire la part du véritable effet physiologique de ces méthodes et de leur effet placebo. Ces rituels pourraient surtout avoir un bénéfice psychologique qui calme et rassure l'enfant — et sa famille.

Si l'enfant est plus grand — je parle maintenant d'adolescents — et si le retard est très important, je propose un traitement par la lumière. Une exposition programmée à une lumière intense le matin est parfois efficace et permet à certains enfants de réduire l'importance de leur décalage. Chez d'autres, je propose de retarder progressivement le moment de l'endormissement, jusqu'à ce qu'il corresponde à l'heure souhaitée. La technique semble bizarre à la famille, mais ravit les adolescents et est fort efficace. Enfin, certains grands enfants peuvent recevoir une hormone naturelle, la mélatonine. Son efficacité est moindre cependant que celle obtenue par la technique du retard programmé de l'endormissement. Toutes ces mesures ne s'adressent bien entendu pas aux petits enfants.

L'horloge est en avance ou l'avance de phase d'endormissement

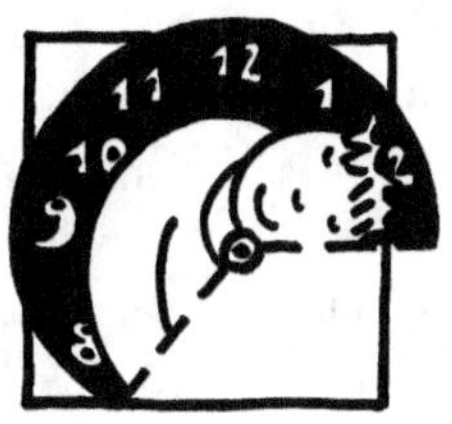

**« Mon fils s'endort comme un loir dès 6 heures du soir.
Je ne parviens pas à le tenir éveillé. Mais il se réveille le matin
vers 5 heures. C'est infernal. Est-ce qu'il a un problème ? »**

L'avance de la phase d'endormissement se caractérise par un besoin de s'endormir à une heure beaucoup trop précoce. L'enfant ne parvient pas à combattre son envie de s'endormir. Il s'effondre littéralement de sommeil et dort normalement jusqu'au moment où ayant dormi un nombre d'heures habituel, il s'éveille frais et dispos. Comme l'endormissement était trop précoce, l'éveil se produit aussi beaucoup trop tôt pour les autres membres de la famille. Toute la vie familiale s'en trouve bouleversée.

Ce décalage est beaucoup moins fréquent que le précédent, dans lequel l'endormissement vient trop tard. L'avance de phase s'observe plus chez les petits enfants et les nourrissons, alors que le retard de phase s'observe habituellement chez les enfants plus âgés.

L'avance de phase se traite plus facilement, car il suffit de retarder progressivement l'heure du bain et des repas pour que le moment de l'endormissement recule, et donc que l'éveil matinal survienne plus tard.

Paul se réveille trop tôt

Paul a 4 ans. Il nous est amené par ses parents parce que depuis toujours il souffre, disent-ils, d'un mauvais sommeil. Il s'éveille presque toutes les nuits entre 3 et 5 heures du matin. Il est alors frais et dispos et ne parvient que très difficilement à retrouver le sommeil. Durant la journée, Paul est un enfant joyeux, qui ne manifeste pas de difficulté. Pourtant au cours de l'après-midi une fatigue croissante apparaît, et à 19 heures il se couche, ne tenant plus éveillé.

Une fois endormi, Paul dort bien jusqu'au moment de son réveil au petit matin.

Je dis aux parents de Paul qu'il ne souffre pas d'un problème caché, physique ou psychologique. Je leur explique ce qu'est une avance de phase et je leur propose de modifier très progressivement l'horaire de vie de Paul. Ils vont retarder le goûter d'une demi-heure, puis, de la même manière, le bain et le repas du soir. L'enfant devrait avoir trouvé un horaire normal au bout de quatre jours. Nous nous revoyons une semaine plus tard. Paul se couche maintenant le soir vers 20 heures, sans manifester de signes exagérés de fatigue. Le matin, il s'éveille après 6 heures. Les parents sont ravis, mais me demandent si je peux encore retarder l'heure d'éveil de Paul. Je leur avoue alors que je n'ai pas envie de retarder encore l'heure du coucher le soir, qui me semble raisonnable pour un enfant de 4 ans. Je leur dis par contre qu'avec ses activités sportives et scolaires Paul va probablement avoir besoin de plus de sommeil la nuit, et que progressivement il se réveillera plus tard.

En pratique

Assurez-vous que votre enfant ne s'endort pas trop tôt parce qu'il a un sommeil nocturne de mauvaise qualité. La fatigue qui en résulte peut en effet favoriser un endormissement précoce. Si le diagnostic est bien posé, il suffit alors de retarder progressivement l'heure des siestes, des repas, et du bain pour que l'heure du sommeil survienne plus tard.

Attention à ne pas développer des malentendus en tentant de prolonger le sommeil de l'enfant le matin, comme par exemple en lui donnant à boire, ou en le prenant dans votre lit. Vous risquez alors d'aggraver la situation et de perturber un sommeil qui se déroulait bien jusqu'alors. Mais de nouveau, méfiez-vous des règles. Si en pratique ce que vous faites réussit, pourquoi vous poser des questions inutiles ?

Le somnambulisme

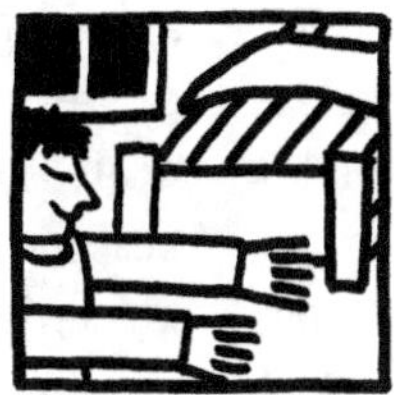

Qu'est-ce que le somnambulisme ?

Le somnambulisme est une activité motrice bien connue. Alors qu'il dort, l'enfant vaque à des occupations diverses dont il n'a pas conscience et dont il ne gardera aucun souvenir. Les activités du somnambule peuvent être fort variables. Elles peuvent être des mouvements simples. L'enfant s'assied dans son lit ou se lève, fait quelques pas dans sa chambre et puis se recouche. Parfois le comportement est plus complexe et l'enfant déambule dans la maison ou l'appartement, ouvre et ferme les portes, monte et descend les escaliers. Parfois encore, l'activité est réellement spectaculaire et l'on peut voir des enfants déménager des meubles dans la chambre ou préparer à manger.

« Est-ce que mon fils rêve quand il est somnambule ? »

Le somnambule se promène la nuit, mais pourtant il ne rêve pas. Si on enregistre l'activité de son cerveau, on constate qu'il dort en sommeil profond, c'est-à-dire en sommeil lent. Les épisodes de somnambulisme ont donc le plus de chance de se produire au début de la nuit, qui est le moment pendant lequel les phases de sommeil lent sont les plus longues. L'hypotonie des muscles est moins importante durant cette phase de sommeil que durant le sommeil de rêve. C'est pourquoi l'enfant est capable de se lever et d'effectuer des gestes coordonnés. Parfois les tâches qu'accomplit le somnambule sont bien compliquées. S'il était éveillé, ces gestes demanderaient beaucoup d'attention et de coordination.

Daphné se promène en classe

La petite Daphné a 3 ans et elle est somnambule. Elle se lève presque toutes les nuits, au début de la nuit. Elle marche, pousse son lit et les meubles de sa chambre, puis se recouche et continue à dormir. Ses parents l'ont réveillée à plusieurs reprises, et à chaque fois Daphné semble étonnée, ne comprenant pas pourquoi on la questionne. Une fois, elle a dit qu'elle pensait qu'elle était à l'école et qu'elle y cherchait son banc.

Le papa de Daphné a été somnambule jusqu'à l'âge de 9 ans. Il a notamment été surpris la nuit occupé à cirer ses chaussures dans la cuisine, tout en dormant. Il a aussi été réveillé par ses parents alors qu'il dormait debout à côté du réchaud sur lequel il laissait bouillir de l'eau, et une autre fois il a été trouvé à côté du bain qu'il faisait couler. Le papa partageait sa chambre avec sa grand-mère. Il leur était arrivé de se réveiller le matin dans une chambre complètement inconnue. Les meubles n'étaient plus à leur place, les tapis étaient roulés le long du mur, une armoire obstruait la porte. Somnambules tous les deux, ils avaient passé une partie de la nuit à déménager les meubles de leur chambre.

Je me contente de formuler des conseils de prudence pour que Daphné ne se blesse pas durant ses activités nocturnes. Je conseille aux parents de la reconduire simplement dans son lit, sans l'éveiller tout à fait. Ce ne serait absolument pas dangereux de la réveiller, mais cela ne servirait à rien, et ses éveils forcés finiraient par entraîner une fatigue inutile le jour.

Il peut arriver aussi que le somnambulisme soit associé à des émotions ou à des hallucinations désagréables. Un peu comme si l'épisode de somnambulisme se déroulait en période de cauchemar.

Catarina fait de drôles de cauchemars

Catarina a 3 ans. Elle fait ce que les parents appellent des « cauchemars » depuis 6 mois environ, presque chaque nuit. Elle s'agite, elle marmonne quelques mots qui ressemblent à « non, tu ne peux pas », puis elle se lève et se met à déambuler dans la maison. Elle se recouche ensuite et parfois se lève à nouveau une ou deux heures plus tard. Les épisodes surviennent au début de la nuit.

Le pédiatre a tenté un traitement homéopathique qui a été efficace pendant six semaines, mais les cauchemars et les promenades nocturnes sont revenus malgré la poursuite du traitement. D'autres traitements ont été tout aussi peu efficaces : des somnifères, un anxiolytique, des modifications du régime alimentaire et même l'exclusion du lait de vache de l'alimentation n'ont pas empêché les cauchemars et les balades de Catarina. Lorsque Catarina dort chez ses grands-parents, elle se comporte de la même manière.

Les épisodes disparaissent parfois de manière spontanée pendant plusieurs nuits ou même plusieurs semaines, mais ils finissent toujours par réapparaître. Les parents ont constaté que lorsque Catarina est malade elle dort moins bien et n'est plus somnambule.

La maman de Catarina a présenté le même comportement nocturne jusqu'à l'âge de 22 ans. Elle faisait des cauchemars, se levait, et marchait dans l'appartement de ses parents en marmonnant des paroles incompréhensibles. Ces manifestations ont disparu depuis, mais elle parle encore en dormant et elle répond même aux questions qu'on lui pose.

Je propose aux parents, et à Catarina, de ne pas dramatiser les promenades nocturnes, de ne surtout pas utiliser de médicament, et d'admettre que ces cauchemars-promenades sont une forme de parasomnie familiale sans gravité.

Six mois plus tard, Catarina continue à se promener la nuit. Les parents m'apprennent que maintenant l'enfant — comme sa maman — parle en rêvant en fin de nuit. Dans la famille, tout le monde paraît avoir admis la situation. À la limite, les parents semblent même en parler de façon amusée.

D'autres questions sur le somnambulisme

« Pourquoi mon enfant fait-il des rythmies et du somnambulisme ? »

Le somnambulisme fait partie du groupe des parasomnies, comme les rythmies d'endormissement (page 162), ou les terreurs nocturnes (page 169). Plusieurs formes de parasomnies peuvent s'observer chez le même enfant. J'ai vu des enfants qui présentaient à la fois des terreurs nocturnes et des épisodes de somnambulisme.

Ces associations de parasomnies chez le même enfant peuvent se comprendre comme des troubles de la transition des phases du sommeil : au lieu de glisser aisément d'un stade de sommeil dans le suivant, l'enfant montre des signes de parasomnie. C'est, par exemple, en passant d'un stade de sommeil calme à un stade de sommeil agité que l'enfant a un comportement bizarre. Il ne s'agit donc pas de troubles du sommeil à proprement parler, mais de simples perturbations dans la transition des phases de sommeil.

« Est-ce dangereux de réveiller un somnambule ? »

Absolument pas. Mais le somnambule dort lors de sa promenade et ne se rend pas compte de ce qui se passe.

Il n'y a donc pas de raison de réveiller l'enfant tant qu'il ne présente pas de comportement dangereux, comme de déambuler à proximité d'un escalier. À l'inverse, ne réveillez surtout pas le somnambule qui déambule en équilibre sur un toit.

« Qu'est-ce que je dois faire quand ma fille somnambule se promène la nuit ? »

Les parents doivent simplement prendre des mesures de sécurité pour que leur enfant ne se blesse pas durant la promenade nocturne. Il faut éviter en particulier qu'il tombe par la fenêtre ou dans l'escalier, ou qu'il se brûle ou se coupe en manipulant des objets dans la cuisine. Donc les portes et les fenêtres doivent être bien fermées.

« Quand faut-il alerter le pédiatre ? »

Si les épisodes sont anormalement fréquents ou s'accompagnent de manifestations bizarres telles que des manifestations de terreur, l'avis d'un médecin spécialiste peut être demandé. Celui-ci s'assurera que le somnambule ne présente pas de manifestation de caractère épileptique. Ce type de problème est extrêmement rare et ne justifie des interventions que dans des cas particulièrement atypiques.

L'énurésie

Jacques fait toujours pipi au lit

Jacques a 5 ans et il fait toujours pipi au lit. Les accidents surviennent une ou deux fois par nuit, presque quatre nuits par semaine. Les épisodes d'énurésie sont moins fréquents qu'ils ne l'étaient il y a deux ans, quand ils survenaient encore toutes les nuits. Les parents de Jacques sont inquiets et se demandent si l'énurésie ne cache pas un trouble psychologique plus grave. Ils ont consulté un pédiatre qui a essayé pendant six mois un traitement par énuréveil (voir page suivante), mais sans résultats attendus.

Dans la famille de Jacques, on découvre d'autres histoires de parasomnies. Le papa et un oncle paternel ont été énurétiques jusqu'à l'âge de 12 ans ; une tante maternelle est somnambule et un frère aîné de Jacques a fait des rythmies d'endormissement jusqu'à l'âge de 5 ans.

Jacques est un enfant joyeux et sociable. Il réussit fort bien sa scolarité et participe avec enthousiasme à un mouvement scout. Il n'hésite pas à se rendre aux camps et accepte toujours avec plaisir les invitations à loger chez des amis. Jacques explique à chaque fois son problème sans grande gêne et s'équipe lui-même de couches-culottes pour la nuit.

Comme la situation est bien tolérée et malgré les demandes de la famille, je propose de n'entreprendre aucun traitement. J'explique très longuement aux parents ce qu'ils doivent savoir de l'énurésie, et je sollicite leur patience. Je propose aussi de les revoir aussi souvent qu'ils le souhaitent et la psychologue qui assiste à l'entretien s'offre également à discuter avec les parents quand ils le souhaitent.

Qu'est-ce que l'énurésie ?

Jacques présente une énurésie dite « primaire », c'est-à-dire qui existe depuis la naissance. L'énurésie dite « secondaire » est celle qui s'observe chez un enfant qui est propre depuis plusieurs mois. Jacques ne semble absolument pas souffrir de son énurésie. L'évolution du problème est favorable de manière spontanée et je ne propose donc pas de traitement. On ne se préoccupe pas d'une énurésie primaire avant l'âge de 5 ans ; après cet âge, on sait que les incidents deviennent spontanément moins fréquents. L'énurésie s'observe encore chez 10 à 15 % des enfants de 5 ans, et vers l'âge de 12 ans, seuls 3 % des enfants sont encore énurétiques.

S'il existe une demande pressante de la famille, il arrive que nous offrions un soutien psychologique à la famille jusqu'à la disparition complète des accidents nocturnes.

Je me serais montré plus interventionniste si l'énurésie avait représenté un problème qui handicapait l'enfant dans sa vie familiale et sociale. Comme première étape, j'aurais proposé à l'enfant de tenir un carnet de sommeil dans lequel seraient indiquées les nuits « sèches » et les nuits « humides ».

Ensuite, on peut proposer d'utiliser un énuréveil. Il s'agit d'un matelas dans lequel circule un fin fil électrique, relié à une sonnette. Une sonnerie retentit lorsque l'enfant commence à uriner en dormant, car cela mouille le matelas, et permet au circuit électrique de s'activer. Le dormeur est alors réveillé et il apprend à ressentir le besoin d'uriner la nuit.

Enfin, il reste la possibilité d'un traitement médicamenteux, à l'aide d'un médicament anticholinergique spécifique des voies urinaires. Cette substance est réputée non toxique et permet de mieux contrôler le tonus nerveux des voies urinaires et de la vessie. Cette approche est particulièrement indiquée lorsque les contrôles urinaires sont encore instables.

Il existe aussi des traitements par des hormones antidiurétiques qui diminuent le besoin d'uriner. Mais cette approche est une affaire de spécialiste.

Lorsque l'énurésie réapparaît après une période « sèche » de six à douze mois, elle est dite « secondaire ». Ce type d'énurésie est le plus souvent dû à l'existence de tensions psychologiques chez l'enfant. Beaucoup plus rarement, il peut se développer à la suite d'un problème médical comme une infection urinaire, un diabète ou encore des apnées obstructives du sommeil. Le traitement repose alors sur l'identification de la cause des incidents nocturnes.

Voici maintenant un exemple d'énurésie dite « secondaire », c'est-à-dire qui survient après que l'enfant a été propre la nuit pendant six mois environ.

Judith fait à nouveau pipi au lit

Judith a 5 ans et fait pipi au lit. Elle était propre le jour depuis l'âge de 2 ans, et propre la nuit depuis l'âge de 3 ans. Elle n'avait plus perdu les urines la nuit, sauf à l'occasion d'une forte fièvre à l'âge de 4 ans. Depuis un an, elle refait pipi au lit toutes les nuits. Les accidents surviennent une ou deux fois par nuit, surtout au début de la nuit.

La maman de Judith est inquiète et se demande si l'énurésie de sa fille ne cache pas un problème psychologique grave. Elle est en effet apparue juste après la séparation des parents et le départ du père. Judith ne présente aucun autre trouble par ailleurs.

La santé de Judith est excellente. Elle n'urine pas plus que d'habitude, ne se plaint pas de douleurs en urinant, et n'a pas perdu de poids récemment. Rien ne semble donc orienter l'attention vers un trouble physique, comme un diabète ou une infection urinaire. Elle ne ronfle pas et elle ne s'agite pas la nuit, il n'y a donc pas lieu de songer à des apnées obstructives du sommeil.

Le comportement de Judith semble normal durant la journée : elle est joyeuse et sociable. Ses performances scolaires ne sont pas altérées.

Je propose cependant quelques examens complémentaires, comme une prise de sang et des examens d'urines, pour être certain que l'énurésie secondaire ne résulte pas d'un problème médical passé inaperçu. Mais je propose surtout que sans attendre, elle puisse s'entretenir avec notre psychologue, pour mieux comprendre l'origine de ses pertes d'urines.

Les examens sont normaux et confirment que Judith est en parfait état de santé. Par contre, la psychologue rapporte de ses entretiens l'image d'une petite fille blessée par le départ de son père et qui régresse la nuit. Les pertes d'urines sont interprétées également comme un signe d'agressivité à l'égard de la mère qui n'a pas su retenir le papa.

Durant les trois entretiens suivants, notre psychologue tente de redonner à l'enfant une bonne image d'elle-même. Elle discute de ses sentiments de culpabilité, de colère et de chagrin. Peu de temps après, l'énurésie de Judith cesse. Lorsque nous nous revoyons une dernière fois en consultation, Judith est devenue toute confiante et souriante.

Face à une énurésie secondaire, on recherche donc d'abord une affection médicale, comme une infection urinaire ou un diabète. Le plus souvent cependant, un soutien psychologique s'avère utile si l'énurésie est liée à la survenue d'une difficulté dans la vie de l'enfant. Le pronostic est en général très bon. Rappelons que la prise en charge de l'énurésie ne s'impose que si l'enfant en souffre. Sauf pour les situations simples, le diagnostic et le traitement seront confiés à des équipes spécialisées.

186   Le sommeil de votre enfant

Peut-on prévenir les troubles du sommeil ?

Peut-on prévenir la survenue de troubles du sommeil ?

Oui, dans une certaine mesure, vous pouvez prévenir les troubles du sommeil de votre enfant. Basez-vous essentiellement sur l'observation et l'écoute de votre enfant, et laissez-vous guider par votre bon sens. La très grande majorité des parents se débrouillent fort bien, et n'ont jamais besoin de l'aide du moindre « spécialiste ».

Les principes de base

« Y a-t-il des règles à suivre pour que ma fille dorme bien ? »

Non, il n'y a pas de « règles » à proprement parler. Ce que je peux vous proposer, néanmoins, c'est de réfléchir sur quelques principes de base liés au comportement des enfants.

La condition préalable

Avant de commencer, il faut absolument comprendre qu'il existe une condition préalable à l'acquisition d'un bon sommeil : vous devez impérativement savoir ce que vous voulez vous-mêmes, et quelle est votre attente par rapport au sommeil de l'enfant.

Si vous êtes incertains, ou ambivalents, il sera tout à fait impossible de prévenir ou de corriger le trouble du sommeil. Il faut donc que vous sachiez clairement comment vous souhaitez que votre enfant dorme. C'est la condition indispensable pour pouvoir ériger les quatre piliers d'un bon sommeil.

LES QUATRE PILIERS DU SOMMEIL

On peut se dire, de manière simple, que la prévention des troubles du sommeil de l'enfant repose en fait sur quatre grands principes, les quatre piliers du sommeil de l'enfant. Ces piliers visent à établir les limites que l'on impose au comportement de l'enfant. Ces limites doivent être claires et maintenues avec une douce fermeté. C'est grâce à elles que l'enfant oriente son comportement et devient autonome, c'est-à-dire qu'il devient capable de passer des nuits complètes sans l'assistance de sa famille. Faisons le tour de ces quatre piliers.

1. Le premier pilier

La parole est très importante ; il faut dire — et répéter — à l'enfant ce qu'on attend de lui. Il faut lui annoncer ce qui va se passer.

2. Le deuxième pilier

Votre attitude doit être cohérente : l'action doit suivre la parole et s'y conformer. Elle doit aussi être constante.

3. Le troisième pilier

Il faut respecter les rituels du coucher, et éventuellement l'usage d'objets de transition.

4. Le quatrième pilier

Il faut répondre de manière douce mais ferme aux appels nocturnes de l'enfant.

Voyons donc à nouveau ce que représente chacun de ces quatre grands piliers du sommeil, et pourquoi ils sont indispensables pour que l'enfant devienne autonome la nuit.

LE PREMIER PILIER DU SOMMEIL

Il faut parler à l'enfant et lui expliquer ce qui va se passer.

Parlons et annonçons aux enfants ce que nous voulons et ce qui règle leur vie. Il faut dire par exemple à l'enfant qu'il sera bientôt temps d'aller au lit. L'enfant comprend bien ce que disent ses parents, même à un âge où lui-même est encore bien incapable de parler.

À partir de quel âge l'enfant comprend-il réellement ? Nous ne savons pas répondre de manière précise à cette question. La réponse dépend sans doute de beaucoup de facteurs, comme le développement neurologique de l'enfant, son intelligence, la place de l'enfant dans la famille, la manière dont lui parlent ses parents, l'ambiance générale de la famille, et de bien d'autres facteurs encore.

À défaut de savoir de manière précise quand l'enfant comprend ce qu'on lui dit, pourquoi ne pas prendre le plus tôt possible l'habitude de lui parler ? Pourquoi, dès le plus jeune âge — alors que c'est un nouveau-né ou un nourrisson — ne pas lui dire ce qu'on attend de lui, le prévenir de ce qui va se passer, et le féliciter dès que sa réponse semble correspondre à notre attente ? Il n'est certainement ni ridicule ni mauvais de parler à un tout petit enfant. Il comprendra bien avant que nous nous en rendions compte.

On peut donc très tôt prendre l'aimable habitude de prévenir l'enfant que dans 15 minutes il ira dormir, puis dans 10 minutes, puis dans 5minutes, puis dans 1 minute, et que le moment est maintenant venu. Ce faisant, nous installons aussi un rituel tranquillisant qui va aider l'enfant à se coucher sans inquiétude particulière.

LE DEUXIÈME PILIER DU SOMMEIL

Votre attitude doit être cohérente, c'est-à-dire que l'action doit suivre la parole et s'y conformer.

L'enfant est donc informé des attentes que nous avons par rapport à son sommeil. On lui dit comment on désire qu'il se comporte durant les heures consacrées au sommeil. Il faut ensuite que les actes suivent les paroles. L'attitude des parents est une information que l'enfant comprend bien, quel que soit son âge.

Le message transmis par le comportement des parents doit avoir deux qualités essentielles : il doit être cohérent et il doit être constant.

Revoyons ces deux principes : cohérence et constance.

Un message cohérent

Un message cohérent est un message clair. Clair pas uniquement dans les mots, mais aussi dans le comportement : les mots, la voix, le regard et l'attitude des parents. Il faut aussi que le comportement des parents soit conforme à ce qu'ils disent. Il faut que tous les messages que l'enfant reçoit lui communiquent la même information, sans ambivalence.

Laissez-moi prendre un exemple pratique. Quand un papa annonce à son enfant qu'il devra aller dormir dans 5 minutes, tout en le chatouillant et en le faisant sauter sur ses genoux, l'attitude du papa n'est pas cohérente. Lorsque 5 minutes plus tard, le papa renonce à mettre l'enfant au lit, le message, à nouveau, est non cohérent. L'enfant ne peut pas comprendre ce qu'on lui demande. Il faut que toutes les stimulations reçues par l'enfant diminuent progressivement d'intensité si nous voulons qu'il se calme et accepte bientôt d'être mis au lit. De même, mettons en application ce que nous venons de dire.

Être cohérent signifie aussi que les deux parents disent la même chose au même moment. Il ne faut pas que l'enfant sente des contradictions dans le désir des parents. Que l'un souhaite le garder près de lui tandis que l'autre désire qu'il soit mis au lit ne permet pas à l'enfant de comprendre vraiment quelle est l'attitude que ses parents attendent de lui.

Un message constant

Le message doit demeurer le même au cours du temps. L'enfant ne comprend pas que l'attente de ses parents se modifie d'un soir à l'autre. Il perd tout repère.

Si un soir on lui demande d'être calme tôt dans la soirée, et que le soir suivant l'enfant ne ressent plus la moindre demande, il peut être désorienté. Il faut donc que les parents sachent ce qu'ils souhaitent et s'y tiennent, autant que possible. Ceci n'exclut pas bien entendu que les attentes et les comportements changent lors de circonstances exceptionnelles, comme les fêtes, les vacances ou les petites maladies. Si on le lui explique, l'enfant fait bien la part des choses.

LE TROISIÈME PILIER DU SOMMEIL

**Il faut respecter les rituels du coucher,
éventuellement l'usage d'objets de transition.**

Ceci signifie que la mise au lit se fait selon un rite immuable. On prépare l'enfant au coucher en lui annonçant que l'heure approche, et quand enfin elle est venue, on répète tous les soirs les mêmes gestes et les mêmes paroles, qui rapprochent lentement le moment où l'enfant est déposé calme et éveillé dans son lit, dans lequel il finit par s'endormir.

Le rituel peut inclure différentes petites scènes, comme par exemple un peu de lecture, une chanson, une histoire, l'au revoir à la rue par la fenêtre, ou aux jouets dans la chambre, et finalement les câlins du soir. Une petite musique, une veilleuse répètent et prolongent encore le rituel de la séparation du soir.

Le rituel est utile pour tous les enfants. Certains enfants incluent dans leur rituel un objet favori sans lequel ils ne parviennent pas à s'endormir. L'objet de transition, celui qui prolonge la présence des parents quand l'enfant est seul dans son lit, peut être un objet en peluche, un morceau de tissu, ou encore une pièce de vêtement d'un parent. En fait, donc, tout objet que l'enfant associe à ses parents. L'odeur de l'objet a autant d'importance que sa consistance ou son aspect. Très souvent, même, l'enfant refuse que l'on lave son compagnon de sommeil, quel que soit l'état de propreté de ce dernier. Cet objet de transition lui permet de glisser doucement dans le sommeil, sans craindre de perdre ses parents.

Comme l'enfant grandit, le rituel ou l'objet qui l'accompagne peut changer. Il faut respecter ces changements et prendre de nouvelles habitudes lorsque l'enfant rejette les anciennes.

Pour que les rituels puissent exercer tout leur pouvoir, il est important de bien identifier le lit et le sommeil. Le lit est l'endroit où l'on dort. Le lit n'est pas le terrain de jeux, il n'est pas non plus l'endroit où l'enfant est envoyé en punition. Soyez bien attentifs à ne pas entraîner de confusion dans l'esprit de l'enfant. Par exemple, il ne faut pas le menacer de le mettre au lit s'il désobéit. L'enfant aura alors beaucoup de difficulté à associer lit, sommeil et plaisir de dormir. Il faut donc dans la mesure du possible, que le lit soit l'endroit où l'enfant dort — et rien d'autre.

LE QUATRIÈME PILIER DU SOMMEIL

**Offrez une réponse douce mais ferme
aux appels nocturnes de l'enfant.**

Ceci signifie que si l'enfant bouge, tousse, geint, s'éveille ou pleure la nuit, il ne faut pas se précipiter et intervenir. Les interventions des parents sont parfois trop précoces et elles n'aboutissent alors qu'à réveiller complètement l'enfant. Il vaut bien mieux rester un temps à l'écoute et n'intervenir que si l'enfant bien éveillé pleure et appelle.

La réponse doit rester aussi cohérente et constante durant la nuit qu'elle l'était lors de l'endormissement. De nouveau, une attitude différente la nuit par rapport à celle que l'enfant a connue le soir ne lui permet pas de se faire une idée du comportement qui est attendu de lui.

Quels sont donc les buts poursuivis ?

Ces quatre piliers permettent à l'enfant de sentir, de comprendre et d'assimiler l'attente des parents. On attend de lui certaines attitudes. Lorsqu'il ne répond pas à l'attente, ses parents ne le laissent pas faire à sa guise. L'enfant perçoit progressivement qu'il existe des limites à son comportement, mais qu'au sein de ces limites, il est heureux et libre.

La rencontre de limites est toujours une source de frustration pour l'enfant, quel que soit son âge. Il en éprouve de la colère, ce qu'il manifeste bruyamment, ou en désobéissant. Si l'adulte maintient les limites, l'enfant finit par s'en accommoder. La lutte peut parfois paraître dure et longue, mais le bénéfice pour l'enfant est très important. L'enfant gagne un grand sentiment de sécurité, qui lui échapperait complètement si les limites n'existaient pas, ou si elles cédaient sous la pression de son désir. Les limites fermes et stables le protègent autant qu'un mur le protège de l'extérieur, et de lui-même. Les limites sont des contraintes, mais elles sont surtout des repères qui lui permettent de développer une attitude dont il sait qu'elle sera appréciée par ses parents.

Les quatre piliers visent en fin de compte à permettre à l'enfant de devenir complètement autonome et à gérer son sommeil tout seul, sans avoir besoin de l'intervention de ses parents. Cette autonomie implique d'abord que l'enfant intègre progressivement les attentes et les interdits de ses parents. Il faut ensuite qu'il se trouve dans des conditions qui lui permettent de vivre ce début d'autonomie.

Quelles en sont les bases
« logiques » ?

Si vous souhaitez mieux comprendre les bases logiques qui justifient le respect de ces quatre piliers du sommeil, je vous propose de vous reporter à la page 189. De manière succincte, je vous résume une règle qui justifie à elle seule les principes que je vous propose. La règle s'énonce de la manière suivante : « Un enfant se rendort la nuit comme il s'est endormi le soir. »

Comme nous l'avons vu, il est normal qu'un enfant s'éveille la nuit pendant de brefs instants. Mais il est normal aussi que l'enfant se rendorme aussitôt. Pour pouvoir se rendormir, il faut que les conditions dans lesquelles se trouve l'enfant la nuit soient semblables à celles qu'il a connues au moment de son endormissement le soir.

Tout l'art consiste donc à éviter que l'enfant dépende de conditions qui nécessitent l'intervention de son entourage au moment de l'endormissement le soir. C'est ainsi que l'on contribue à éviter la plupart des malentendus. C'est aussi ainsi que l'on prépare l'enfant à acquérir un sommeil serein.

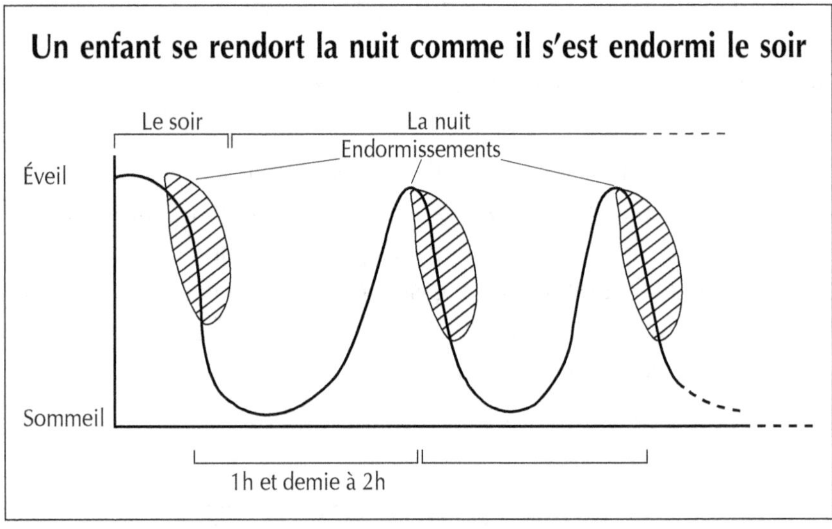

8

Une question à part : la mort subite du nourrisson

Pourquoi parler de la mort subite ?

Je voudrais vous expliquer en quelques mots pourquoi il me semble utile de vous parler de la mort subite du nourrisson à la fin de ce petit livre consacré au sommeil du jeune enfant. Trop souvent, des parents de jeunes nourrissons se posent des questions auxquelles ils ne trouvent pas la réponse qu'ils attendaient. Trop souvent aussi, la peur de la mort subite se cache derrière des questions en apparence banale sur le sommeil du nourrisson. Il est bien vrai que ces accidents se produisent durant le sommeil. Mais il est vrai aussi qu'il existe actuellement des mesures qui permettent de diminuer le risque de la survenue de ces accidents. Alors autant en parler franchement.

L'anxiété

Il est très fréquent que des parents me questionnent sur les accidents qui peuvent survenir durant le sommeil des nourrissons. Ils ont peur de ce que l'on appelle « la mort subite du nourrisson ». Le sommeil de leur jeune enfant leur semble être un moment durant lequel ils ne sont pas présents pour le protéger et ils craignent qu'un accident puisse arriver. Ces craintes sont parfois tellement fortes, que les parents en perdent le sommeil. J'ai connu des parents qui stimulaient régulièrement leur nourrisson la nuit pour s'assurer qu'il respirait encore et qu'il était toujours vivant. À chaque fois l'enfant était réveillé. C'est alors l'enfant qui perdait le sommeil.

L'anxiété des parents à l'égard de la mort subite peut résulter d'une expérience tragique vécue dans leur propre famille, ou dans celle de proches, ou tout simplement d'informations ou de rumeurs inquiétantes.

J'ai rencontré des parents qui estimaient que la vie serait impossible si leur nourrisson n'était pas en permanence sous la garde d'un appareil. Un moniteur de surveillance avait été obtenu dans un hôpital ou une firme privée. Une surveillance attentive et inquiète était alors installée — parfois sans la moindre raison médicale.

La parole aux familles

Quand par malheur un enfant décède de mort subite, il est particulièrement important de donner la possibilité aux parents de s'exprimer. Il faut aussi se soucier des autres membres de la famille — les grands-parents, les frères et sœurs… Ceux-ci sont souvent oubliés, alors qu'ils éprouvent beaucoup d'anxiété et de culpabilité dont ils devraient se libérer.

Maxime est décédé de mort subite à l'âge de 4 mois. Sa sœur de 4 ans était à la maison le dimanche matin quand la maman a découvert le décès. Depuis, elle est sage et ne pleure pas, à tel point que cela semble bizarre. Elle a pourtant été retrouvée la nuit couchée dans son lit, silencieuse mais éveillée, les yeux grand ouverts. À l'école, elle a été surprise par son institutrice en train de faire du bouche-à-bouche à une petite copine qui jouait le rôle du mort, couchée par terre. Jonathan a 5 ans. Son frère est mort de mort subite il y a quinze jours. Jonathan est anormalement calme et gentil depuis. Il pleure cependant la nuit, et il passe des heures couché par terre à écouter son enregistrement des *101 dalmatiens,* repassant inlassablement le passage durant lequel le papa réanime le chiot nouveau-né déclaré mort.

C'est à cause de toute cette angoisse liée au sommeil et à la mort que les notes qui suivent ont été rédigées. Il n'est plus vraiment question d'un trouble du sommeil. Mais l'angoisse que la mort suscite est intimement liée à la nuit, au sommeil et à la séparation. Comme les informations liées à la mort subite sont souvent incomplètes ou contradictoires, il est sans doute utile de faire le point.

Quelques notions générales sur la mort subite du nourrisson

Définition : la mort subite du nourrisson

La mort subite du nourrisson est la cause principale des décès en période post-néonatale (entre l'âge de 1 mois et 1 an). Dans nos régions, elle touche actuellement moins de 1 nourrisson sur 1 000. Les décès surviennent essentiellement entre l'âge de 2 et 6 mois. Moins de 10 % de toutes les morts subites surviennent avant l'âge de 6 semaines, et moins de 1 % des morts s'observent après l'âge de 1 an. Les garçons sont plus fréquemment frappés que les filles.

On ne parle de « mort subite du nourrisson » que si la mort survient de manière soudaine et inattendue, et qu'elle demeure inexpliquée malgré tous les examens qui sont réalisés après le décès. Une autopsie peut permettre de découvrir une cause dans plus de 20 % des morts inopinées. Il s'agit le plus souvent d'une infection, d'une malformation ou d'un trouble métabolique. Des cas d'infanticide sont parfois aussi découverts.

La mort subite n'est pas un phénomène héréditaire. Certaines anomalies cardiaques, respiratoires ou métaboliques peuvent l'être cependant. Mais dans la grande majorité des cas, il s'agit d'un accident unique dans une famille, qui ne se reproduit pas lors des naissances ultérieures.

Les causes des morts subites

Les raisons pour lesquelles les nourrissons meurent de manière inattendue peuvent être rassemblées en trois grands groupes, les « trois grands M » des morts inopinées : Maladies, Milieu, Maturation.

LES MALADIES

Le premier grand M représente les Maladies. Une maladie grave peut se développer de manière fulgurante chez un jeune nourrisson, sans que des symptômes d'appel soient observés. Une méningite, une endocardite ou une septicémie peuvent être fulminantes et passer inaperçues. Par ailleurs, une infection virale ou bactérienne, qui serait sans gravité pour un adulte ou un enfant plus âgé, peut déstabiliser les contrôles respiratoires ou cardiaques d'un jeune nourrisson et provoquer son décès.

LE MILIEU

Le deuxième grand M est celui du Milieu. Des conditions défavorables dans l'environnement du nourrisson, en apparence banales pour un enfant plus âgé, peuvent faire encourir au nourrisson un risque vital.

L'enfant peut s'étouffer dans un matelas ou un oreiller trop mou, s'étrangler avec une cordelette portée autour du cou, ou encore s'asphyxier en passant la tête entre les barreaux du berceau ou entre le matelas et le bord en bois de son lit. L'environnement peut aussi représenter un stress que le jeune nourrisson supporte mal.

La position ventrale durant le sommeil, la consommation de cigarettes par la maman durant la grossesse, une privation inhabituelle de sommeil, un environnement trop chaud, ou encore l'administration de médicaments sédatifs sont des conditions qui entraînent le dérèglement des contrôles respiratoires et cardiaques durant le sommeil. La plupart de ces conditions peuvent aussi rendre l'éveil spontané d'un nourrisson plus difficile, et l'empêchent alors de se sauver d'une situation respiratoire ou cardiaque périlleuse.

LA MATURATION

Le troisième grand M des morts subites regroupe les mécanismes de Maturation. Il s'agit de la maturation des systèmes contrôlant les fonctions vitales comme la respiration, l'activité cardiaque, les réactions neurovégétatives, les réactions d'éveil, ou la dynamique digestive. Le jeune nourrisson dont les fonctions vitales sont instables peut développer des blocages des voies respiratoires ou des ralentissements cardiaques durant le sommeil. Les infections et les conditions défavorables du milieu dans lequel vit l'enfant accroissent encore les effets d'une telle immaturité des contrôles vitaux.

Ces anomalies des mécanismes de contrôle sont parfois signalées par une pâleur intense, une transpiration excessive ou des bruits respiratoires durant le sommeil. Elles nécessitent alors la réalisation d'examens spécialisés pour pouvoir être mises en évidence.

Les moyens cliniques de lutte contre les accidents de mort subite

Nous disposons maintenant en clinique de moyens pour lutter contre les risques de mort subite liés aux maladies et aux troubles de la maturation.

Sur la base de nombreuses recherches cliniques, des stratégies de prévention des accidents de mort subite ont été développées dans les centres hospitaliers. Certaines approches sont basées sur des techniques permettant d'identifier les nourrissons qui souffrent d'une infection ou d'une malformation congénitale. D'autres visent les enfants porteurs d'une immaturité des contrôles vitaux. Leurs contrôles respiratoires, cardiaques ou neurologiques sont étudiés pendant le sommeil à l'aide d'un enregistrement appelé la polysomnographie. La polysomnographie offre des services importants lorsqu'elle est utilisée dans le but d'évaluer les compétences cardio-respiratoires d'un enfant, et ce tout particulièrement s'il existe des risques accrus de décès, suggérés par l'histoire ou par le comportement du nourrisson. C'est pourquoi les examens polygraphiques sont réservés en priorité aux petits prématurés, aux cadets ou aux jumeaux d'un enfant victime de la mort subite, aux enfants qui réchappent à un malaise grave durant le sommeil, et aux nourrissons qui manifestent des symptômes anormaux durant le sommeil (comme une transpiration excessive, des ronflements, des arrêts respiratoires ou des épisodes de pâleur).

La polysomnographie ne permet cependant pas de « dépister » tous les enfants à risques, ni de « prévoir » l'évolution d'un nourrisson. Il ne s'agit donc en aucune manière d'un examen de « dépistage » systématique.

Si un nourrisson a une respiration ou un rythme cardiaque immatures, des examens complémentaires sont réalisés en clinique pour tenter d'en découvrir la cause. Si aucun traitement médical ne peut être tenté, alors un moniteur de surveillance cardio-respiratoire est délivré à la famille pour surveiller le nourrisson durant le sommeil. Le moniteur est fourni à la famille en même temps que tout un système de surveillance et d'accompagnement médical, psychologique et technique, qui fait que la famille peut à tout moment être aidée dans la surveillance du nourrisson.

L'utilisation « sauvage » de moniteurs de surveillance sans que le nourrisson présente un risque précis, et sans l'encadrement médical, est très fortement déconseillée. Elle ne peut être qu'à l'origine d'angoisses inutiles tout en n'offrant pas la qualité de surveillance nécessaire. L'application de ces méthodes de protection est actuellement réglementée et contrôlée, afin d'en assurer la qualité et de limiter le risque de mauvais usage.

Si les stratégies développées en milieu hospitalier contribuent à protéger les nourrissons à risques, les limitations techniques et le coût financier de ces méthodes ne permettent cependant pas un usage de « dépistage » de masse. C'est pourquoi, depuis de nombreuses années, les médecins ont cherché des alternatives pour mieux protéger tous les nourrissons.

Les moyens de prévention des risques connus

Des campagnes d'information ont été conduites dans plusieurs pays européens depuis le début des années 90. Ces campagnes sont basées sur la connaissance des facteurs de risques liés au milieu. Les informations sont données aux familles et aux professionnels de la santé pour réduire autant que possible l'influence des facteurs défavorables présents dans l'environnement d'un nourrisson.

Le rôle de la position corporelle durant le sommeil

Des études ont montré que les nourrissons morts de manière inopinée sont fréquemment retrouvés couchés sur le ventre. Les études statistiques révèlent que le risque de décès est trois à neuf fois plus élevé si le nourrisson dort sur le ventre plutôt que sur le dos. Ainsi, dans les pays où des campagnes d'information ont permis de réduire la fréquence de la position ventrale, on observe une réduction importante de la mortalité infantile.

Les raisons pour lesquelles la position ventrale favorise les décès inopinés sont encore mal connues. Les études réalisées en laboratoire de sommeil montrent que lorsqu'un nourrisson est couché sur le ventre il risque de s'étouffer dans la literie, de respirer un air trop riche en gaz carbonique, et qu'en outre il se défend moins bien contre une température élevée. Le nourrisson est également moins réceptif aux stimulations de son environnement quand il dort sur le ventre. Il dort plus profondément et s'éveille moins aisément. Il pourrait alors moins facilement sortir d'une situation périlleuse due à une anomalie de ses contrôles cardio-respiratoires. S'il était couché sur le dos, il serait mieux à même de s'éveiller.

Le rôle de la température ambiante

Des travaux ont montré une corrélation entre une température trop élevée dans la pièce où dort l'enfant et la survenue d'accidents de mort subite. Cette température anormale peut être due au chauffage de la chambre, ou aussi à l'emploi de duvets, ou encore de vêtements trop chauds. On ignore par quel mécanisme l'hyperthermie favorise la mort subite, mais la montée de la température corporelle pourrait entraîner un dérèglement des contrôles respiratoires durant le sommeil.

Le rôle du tabagisme durant et après la grossesse

Des études épidémiologiques ont révélé que le tabagisme des parents durant la grossesse accroît le risque de mort subite. L'effet est directement lié à la quantité de cigarettes fumées par la mère enceinte, et est encore renforcé par le tabagisme du père.

Les mécanismes qui expliquent cette relation entre la consommation de tabac durant la grossesse et les décès durant les premiers mois de la vie ne sont pas connus. Le tabagisme pourrait exercer un effet indirect en favorisant une hypoxie intra-utérine, qui se manifeste par des risques d'accouchement prématuré ou par la naissance de nouveau-nés de petit poids. Il a ainsi été démontré que le tabagisme en période prénatale entraîne une altération des contrôles respiratoires du nouveau-né, qui se manifeste par des blocages respiratoires durant le sommeil.

Le tabagisme rend aussi beaucoup plus difficiles les éveils spontanés du nourrisson, et agirait comme le fait la position ventrale, en empêchant l'enfant de s'éveiller et d'échapper à un blocage respiratoire ou à une anomalie du rythme cardiaque.

Le rôle des médicaments sédatifs

Les médicaments qui exercent un effet sédatif, qui calment ou endorment les enfants, favoriseraient la survenue d'accidents de mort subite. La relation a été montrée pour les phénothiazines, des substances utilisées pour calmer la toux ou l'agitation d'un nourrisson. La substance peut être directement donnée à l'enfant par voie orale ou rectale. Elle peut aussi l'atteindre par le lait maternel, lorsque la mère allaitante prend ce type de médicament. Les études de laboratoire ont montré que ces substances approfondissent le sommeil, réduisent la capacité d'éveil et entraînent des blocages respiratoires. Des observations similaires ont été faites pour d'autres médicaments qui exercent des effets sédatifs, comme des antihistaminiques.

Les conseils de prévention et leur efficacité

Depuis quelques années, dans plusieurs pays, des conseils de sécurité ont été préconisés pour réduire le risque d'accidents durant le sommeil. La Nouvelle-Zélande en 1987, les Pays-Bas en 1988, la Norvège en 1990, l'Australie et la Grande-Bretagne en 1991, les États-Unis en 1992 et enfin la France et la Belgique en 1993 ont édité des mesures de prévention.

Sur la base des « facteurs de risque » rapportés dans la littérature scientifique et des discussions menées avec les professionnels de la santé, une liste de conseils de prévention a été établie. Les recommandations qui suivent sont présentées par ordre décroissant de priorité.

Les recommandations principales

La position corporelle durant le sommeil

Couchez l'enfant sur le dos et évitez la position ventrale, sauf avis médical motivé. On n'observe pas plus d'accidents d'inhalation lors des régurgitations ou des vomissements quand l'enfant dort sur le dos que lorsqu'il est sur le ventre. La position latérale n'est pas conseillée, car les chiffres montrent que son efficacité dans la réduction des accidents de mort subite est intermédiaire entre celle de la position ventrale et celle de la position dorsale.

Le tabagisme

Il vous est fortement déconseillé de fumer, tant durant la grossesse que durant la période suivant l'accouchement. Ne fumez pas dans la chambre où dort votre enfant.

Le contrôle de la température

Veillez à ce que votre enfant n'ait ni trop chaud ni trop froid. Le jeune enfant est plus sensible aux variations de température que l'adulte.

À la maison

À la maison, la température de la pièce où dort l'enfant ne doit pas excéder 20 °C s'il est âgé de moins de 8 semaines, et 18 °C s'il est âgé de plus de 8 semaines. Le contrôle de la température est recommandé dans toute pièce où dort l'enfant.

Avant l'âge de 1 an

Avant l'âge de 1 an, il est conseillé de ne pas trop couvrir l'enfant durant le sommeil. Il suffit de le faire dormir dans un nid d'ange ou dans une « turbulette ». À défaut, il ne faut recouvrir son corps que d'un drap et d'une couverture, en laissant le visage découvert. La couverture peut être disposée de manière à ne couvrir qu'une partie du lit, écartant ainsi le risque que l'enfant ne roule dessous. Il faut dans tous les cas éviter l'usage d'un édredon, qui risque de recouvrir le visage de l'enfant.

L'habillement

L'habillement de l'enfant sera adapté à la température de la chambre et non à la température extérieure.

LA LITERIE

Faites dormir votre enfant sur un matelas ferme, qui ne laisse aucun espace libre avec le cadre en bois du lit. N'utilisez pas d'oreiller. Écartez tout risque d'étranglement ou d'étouffement en veillant à exclure la présence des objets suivants : cordelette autour du cou, cordon dans le lit, feuille en plastique ou tout objet susceptible de recouvrir le visage de l'enfant. Si votre enfant dort dans un lit-cage, assurez-vous que l'espacement des barreaux n'excède pas 8 cm. Évitez les situations où l'enfant ne peut bouger librement les bras et les jambes. Le lit de l'enfant doit être stable. Évitez de faire dormir le nourrisson dans un couffin mou.

LES MÉDICAMENTS

L'administration de calmants est à éviter (comme certains sirops ou suppositoires contre la toux). Aucun médicament ne sera donné au nourrisson, ni à la mère qui allaite, sans l'avis du médecin quant à l'innocuité de la substance.

Les recommandations à caractère général

De manière générale, veillez à respecter le rythme de vie de l'enfant et à instaurer un horaire régulier, de sorte qu'il ne soit pas privé de ses heures de sommeil.

> ## À retenir
>
> *De manière plus particulière, soyez attentifs aux recommandations suivantes :*
>
> *– Lorsque votre enfant s'est endormi après avoir pleuré, allez vous assurer qu'il va bien.*
>
> *– La pièce où dort votre enfant doit être aérée.*
>
> *– Évitez la présence d'animaux domestiques dans la pièce où dort votre enfant.*
>
> *– En été, afin d'éviter que votre enfant ne se déshydrate, faites-le boire régulièrement.*
>
> *– Respectez l'horaire de sommeil et d'alimentation du nourrisson.*
>
> *– Préférez l'allaitement maternel lorsque votre nourrisson a moins de 6 mois.*
>
> *– Présentez régulièrement votre enfant en consultation.*

Les signes d'alerte

Consultez un médecin sans tarder si votre bébé présente un ou plusieurs des signes suivants :

>> Une température rectale supérieure à 38 °C ou inférieure à 36 °C alors qu'il a moins de 6 mois et ne présente aucune raison apparente à ces changements de température.

>> Un changement récent de son comportement : votre enfant est inhabituellement calme ou agité.

>> Il gémit durant le sommeil et lorsqu'il est éveillé.

>> Il vomit ou refuse de s'alimenter.

>> Il respire difficilement.

>> Par ailleurs, présentez votre enfant à la consultation de nourrissons ou chez son médecin s'il manifeste :

>> Un accès de pâleur importante.

>> Une transpiration abondante pendant son sommeil — ses vêtements sont mouillés de sueur —, sans raison apparente.

>> Une respiration bruyante qui ne serait pas causée par une maladie infectieuse.

Commentaires généraux

Il est souhaitable que des habitudes de vie adéquates soient prises avant la naissance de l'enfant. En effet, la consommation de tabac durant la grossesse doit absolument être combattue.

De même, l'attitude et les explications de l'infirmière de la maternité contribuent de manière décisive à ce que la jeune mère acquière des habitudes adéquates quant à la position de son enfant ou à la manière de le couvrir durant le sommeil.

Les messages fournis aux parents doivent avoir pour objectif de motiver ces derniers à réunir des conditions optimales de sécurité pour leur enfant, et donc d'influencer leur comportement. Les informations ne doivent pas susciter inutilement de l'angoisse ou des sentiments de culpabilité. C'est pourquoi il faut éviter d'émettre des avis qui manquent de nuances ou qui formulent des promesses impossibles à tenir. Des morts inopinées surviendront encore malgré le respect des règles de sécurité.

À retenir

Le jeune nourrisson est un être fragile qui nécessite une attention soutenue et des soins réguliers. Les études montrent que les attitudes pratiques que je viens de vous rapporter contribuent à réduire la fréquence des décès survenant durant le sommeil.

Il faut se souvenir cependant des deux points suivants :

1. L'énorme majorité des nourrissons sont indemnes de risque de mort subite. En effet, plus de 999 nourrissons sur 1 000 ne présentent jamais le moindre accident durant le sommeil. La mort subite demeure une exception, mais il faut bien entendu tout mettre en œuvre pour l'éviter.

2. La mort subite n'est pas un mal héréditaire. Cela veut dire que lorsqu'une famille est malheureusement frappée par un accident, elle n'est pas condamnée à perdre de nouveaux enfants de mort subite. Il est donc tout à fait raisonnable d'envisager la possibilité d'une nouvelle grossesse après que le deuil de la mort d'un enfant s'est apaisé.

9

Tirons les conclusions

Les idées essentielles

J'ai essayé de vous convaincre de quelques idées essentielles tout au long de ce petit livre. Celles-ci tiennent en quatre points :

1. Il ne faut pas banaliser les troubles du sommeil de l'enfant.

2. Il ne faut pas médicaliser systématiquement les troubles du sommeil de l'enfant.

3. Seules quelques situations nécessitent une approche médicale. Ce livre tente d'aider les familles à les identifier.

4. L'attention et le bon sens permettent d'arriver à bout des situations considérées comme les plus inextricables.

Ces idées peuvent paraître simplistes, mais l'expérience confirme toute leur valeur quand il s'agit de régler le trouble du sommeil d'un enfant.

Ne banalisons pas

Lorsque la famille consulte un médecin parce qu'un enfant dort mal, trop souvent le médecin banalise le problème ou même le nie. Les parents reçoivent des conseils de patience du type : « Tout s'arrangera bien avec le temps. » Cette attente représente parfois des années de souffrances inutiles.

Les parents sont considérés par certains médecins comme responsables des troubles du sommeil de leur enfant, dans la mesure où ils seraient incapables de fournir les directives adéquates à celui-ci. « Montrez-vous donc un peu plus fermes, voyons ! » « Laissez-le donc crier, il finira bien par s'endormir. » « Vous exagérez le problème » ou encore : « Vous n'êtes pas assez fermes » sont des phrases trop souvent entendues par les parents qui consultent.

L'entourage des parents les presse aussi souvent de conseils contradictoires. On les pousse à la passivité ou au contraire à entreprendre des épreuves de force avec l'enfant. Au gré des avis, les parents finissent par tout essayer. Ils sont tendres et prennent l'enfant dans leur lit, puis ils se montrent fermes et se fâchent. La lumière brille toute la nuit dans la chambre, puis l'enfant est placé dans le noir absolu. La porte reste ouverte, ou elle a été fermée à clé.

Ne médicalisons pas

Parfois, le médecin ou l'entourage de la famille décrètent que l'enfant souffre d'un problème psychologique ou d'un trouble neurologique. La situation est dramatisée. Un neurologue ou un pédopsychiatre est consulté. C'est l'entrée dans une spirale de médecins, de spécialistes et d'examens divers.

Les attitudes médicales contradictoires et l'inefficacité des solutions qui sont proposées poussent beaucoup de parents à changer le lit de l'enfant, ou à le déplacer dans la chambre. L'enfant est présenté à un ostéopathe, un acupuncteur, ou un radiesthésiste. Un neurologue ou un psychiatre sont parfois consultés. L'enfant reçoit parfois des tisanes ou des médicaments calmants, comme près de 10 % des enfants en France ou en Belgique. Non seulement ces médicaments sont souvent inefficaces, mais ils aggravent parfois l'agitation et l'insomnie de l'enfant. S'ils sont efficaces, ces médicaments ont des effets secondaires, comme une somnolence qui s'ajoute à la fatigue de l'enfant.

Ayons confiance en notre bon sens

Il ne faut pas médicaliser de manière exagérée les troubles du sommeil de l'enfant. Dans la plupart des cas la guérison est apportée sans la moindre approche médicale ou paramédicale. La prise en charge des enfants mauvais dormeurs est possible grâce à notre bon sens.

Que deviennent les anciens insomniaques au cours du temps ?

« Mon enfant dort bien maintenant.
Pensez-vous que tout peut recommencer ? »

Je peux vous rassurer. Les enfants continuent habituellement à bien dormir dans les semaines ou les mois qui suivent la guérison de leurs troubles du sommeil. Mais que devient le sommeil de ces enfants à plus long terme ? Nous avons pu rassembler des informations concernant 90 enfants qui avaient souffert d'une insomnie importante quelques années plus tôt. Au moment de la consultation, ces enfants étaient âgés de 3 mois à 9 ans.

L'insomnie était due à une intolérance au lait de vache chez 45 des 90 enfants. Le lien entre l'allergie et l'insomnie avait été confirmé par une épreuve de réintroduction (page 142). Les problèmes furent corrigés par une modification du régime alimentaire.

Chez les 45 autres enfants, l'insomnie était due à des malentendus, et elle disparut grâce à des conseils de comportement.

Nous nous sommes renseignés sur le comportement actuel de ces 90 enfants, alors que leur âge varie de 16 mois à 12 ans. Nous avons comparé leurs caractéristiques de sommeil à celles de 45 autres enfants qui n'avaient jamais présenté de troubles du sommeil.

Ce que l'on constate, c'est que les enfants qui avaient souffert de troubles du sommeil ont maintenant une durée de sommeil semblable à celle des enfants du groupe témoin. Les heures du coucher et du lever ainsi que la durée d'endormissement sont tout à fait analogues dans les deux groupes.

Des différences subsistent cependant quant au nombre d'éveils complets et quant à leur fréquence : ils restent de manière significative plus élevés chez les enfants qui avaient été insomniaques. Certains présentent des ronflements ou une sudation importante au cours du sommeil, que l'on ne retrouve pas aussi fréquemment dans le groupe des bons dormeurs. Les anciens mauvais dormeurs ont un sommeil plus souvent agité, ils font également plus de cauchemars et de terreurs nocturnes que les enfants qui ont toujours été bons dormeurs.

Il semble donc que les enfants qui ont présenté des troubles du sommeil lors des premières années de leur vie gardent souvent, par la suite, un sommeil plus perturbé que les enfants qui n'ont jamais souffert d'insomnie.

Cependant, leurs nuits sont maintenant normalisées, et toute fatigue a disparu durant la journée. On peut donc à juste titre conclure que les anciens mauvais dormeurs sont durablement guéris.

Annexes

Comment fait-on pour évaluer un trouble du sommeil ?

Toutes les manières sont probablement bonnes quand il s'agit de récolter des informations sur les circonstances qui entourent un trouble du sommeil. Il n'y a pas de formule universelle. Je ne peux ici que résumer la manière dont je tente d'obtenir les informations utiles pour mieux comprendre les circonstances dans lesquelles est apparu un trouble du sommeil.

J'engage une discussion spontanée, sans fil conducteur apparent, pendant laquelle je m'efforce d'entendre ce qui est dit et d'observer comment les choses sont dites. Dans la mesure du possible, j'essaie que l'enfant me parle librement s'il en a l'âge. Les parents parlent ensuite, librement eux aussi, et sans être interrompus. Ce n'est que lorsqu'ils ont fourni toutes les informations qu'ils jugent nécessaires que je commence à poser des questions. La discussion se fait bien entendu de manière souple et prend toutes les orientations que peut susciter l'une ou l'autre remarque. Nous essayons de discuter de tous les aspects de la vie de la famille et de l'enfant qui pourraient avoir exercé une influence sur la situation actuelle. J'utilise ensuite d'autres moyens pour récolter des informations plus précises sur les caractéristiques du sommeil.

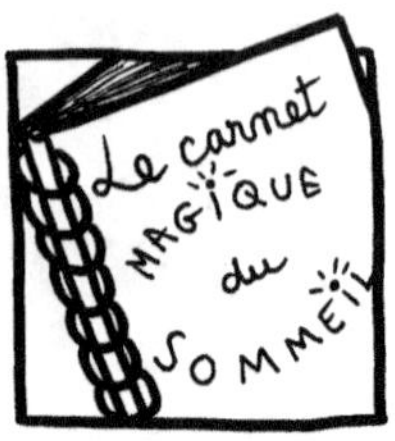

Le carnet magique de sommeil

Dans pratiquement tous les cas, je confie à l'enfant — ou s'il est trop petit, à la famille — un carnet magique de sommeil. Il s'agit de grilles imprimées sur de grandes feuilles de papier. Ces grilles reprennent l'horaire d'une journée. L'enfant ou ses parents y notent l'heure du coucher, les heures de sommeil, les moments d'éveil, de pleurs et des repas, ainsi que de tout événement qui ponctue la journée. La grille est reproduite sept fois par feuille, et couvre donc tous les événements de la semaine.

Il existe de nombreuses autres formes de grilles, de feuilles ou de carnets de sommeil. Vous en trouverez un exemplaire en annexe (voir page 220). Une simple feuille volante, sur laquelle on indique les heures de la journée sur une droite ou autour d'un cercle, sert tout aussi bien de support à l'information. Certains parents viennent dès la première rencontre avec une grille qu'ils ont conçue eux-mêmes pour me montrer l'importance du trouble. Quelle que soit leur forme ou leur aspect, les carnets magiques de sommeil, s'ils sont bien utilisés, ont tous un vrai pouvoir magique.

L'aspect vraiment magique du carnet provient de ce qu'il représente de manière objective des plaintes qui sont généralement chargées d'émotion. J'ai vu des parents se rendre soudain compte que le trouble du sommeil de leur enfant était moins grave, en fait, qu'ils ne le décrivaient. À l'inverse, le carnet magique confirme parfois la gravité du manque de sommeil de l'enfant. Le carnet magique nous fournit aussi une excellente manière de juger de l'évolution d'un trouble au cours des semaines. Quand les choses s'arrangent, la lecture du carnet encourage les familles à persévérer. Quand la situation s'aggrave, le carnet permet de réfléchir sur d'éventuels problèmes qui perturbent le sommeil de l'enfant et qui seraient passés inaperçus.

J'utilise donc le carnet magique dès la première rencontre avec les parents et je continue à l'utiliser jusqu'à la résolution du problème.

Les autres méthodes d'observation du sommeil de l'enfant

Nous avons vu au fil des histoires d'autres techniques qui sont utilisées pour confirmer la présence de troubles particuliers du sommeil de l'enfant. J'ai parlé des enregistrements que les parents peuvent réaliser eux-mêmes à domicile. Ils peuvent par exemple capter les bruits respiratoires de leur enfant sur une cassette avec un enregistreur standard. Le médecin entendra dans son cabinet la respiration de l'enfant, ses ronflements, ses silences, ou ses bruits éventuels. Certains parents filment leur enfant à l'aide d'une caméra vidéo. Le médecin voit alors l'enfant qui s'agite, s'éveille ou ronfle durant le sommeil. Il aura ainsi un avis sur la nécessité d'examens complémentaires.

L'enfant est parfois enregistré, à domicile, à l'aide d'un petit ordinateur de poignet, un « actimètre ». L'appareil, de la taille d'une petite boîte d'allumettes, enregistre les mouvements pendant plusieurs jours. Le contenu de la mémoire de l'appareil est relu par un ordinateur à l'hôpital, et révèle ainsi les phases d'agitation et de sommeil de l'enfant.

Il est aussi possible de réaliser des examens plus complets dans le laboratoire du sommeil, ou même à domicile : les d'enregistrements polysomnographiques. L'appareil enregistre les caractéristiques du sommeil, de la respiration et de l'activité cardiaque de l'enfant. C'est la technique la plus complète mais aussi la plus complexe dont nous disposons actuellement. Elle peut être combinée à l'enregistrement du son ou de l'image vidéo. C'est cette technique qui confirme l'existence d'une épilepsie ou d'apnées obstructives.

Un simple dessin

N'oublions pas que les moyens les plus simples sont, dans certaines circonstances, ceux qui sont les plus riches d'enseignement. Un dessin réalisé avec des crayons de couleur permet bien souvent de se faire une idée précise des peurs, des cauchemars et des obsessions de l'enfant insomniaque. L'évolution du dessin au cours du temps nous révèle les changements des sentiments de l'enfant. J'ai pris l'habitude de faire commenter ou d'essayer de commenter moi-même les dessins que m'apporte un enfant. Chaque fois, je suis étonné par l'abondance d'informations que me livre l'enfant sur sa manière de voir le monde et de percevoir les relations au sein de sa famille.

Résumons-nous

Les enfants et leurs parents nous décrivent très bien le trouble du sommeil qui les conduit à venir consulter. Il suffit le plus souvent de les écouter parler pour rassembler la majorité des informations qui sont nécessaires pour cerner le problème. Discuter avec les familles consiste essentiellement à écouter et à regarder.

Quelques questions complémentaires peuvent aider à préciser l'origine des problèmes. C'est seulement dans des cas bien particuliers que je propose des examens plus spécifiques.

Lectures complémentaires

Ferber R., *Protégez le sommeil de votre enfant,* Collection « La vie de l'enfant », E.S.F. éditeur, 1990.
Challamel M.-J., *Le sommeil, le rêve et l'enfant,* Thirion M., Ramsay, Paris, 1988.
Bouton J., Dolto-Dolitch C., *Vivre le sommeil,* Collection « Grain de sel », Paris, 1987.
Dement W. C., *Dormir, rêver,* Le Seuil, 1981.

Feuillets détachables,
à l'attention des jeunes parents

Pour que votre enfant dorme en sécurité

Avant l'âge de 1 an, le nourrisson est un être fragile. Des accidents peuvent survenir durant son sommeil. Le respect de règles simples peut l'aider à dormir en sécurité. Il vous est recommandé de suivre les recommandations suivantes afin de réduire les risques d'accidents durant le sommeil.

1. Couchez votre enfant sur le dos et évitez la position ventrale, sauf avis médical motivé.

2. Veillez à ce que durant son sommeil votre enfant n'ait ni trop chaud ni trop froid :

>> à la maison, la température de la pièce où dort votre enfant ne doit pas excéder 20 °C s'il est âgé de moins de 8 semaines, et 18 °C s'il est âgé de plus de 8 semaines ;

>> ne le couvrez pas trop durant son sommeil. Il suffit de le faire dormir dans une « turbulette » ou dans un surpyjama. Vous pouvez aussi recouvrir son corps d'un drap et d'une couverture, en laissant le visage découvert. *Évitez l'usage d'un édredon.*

3. Il vous est fortement déconseillé de fumer, tant durant la grossesse que durant la période suivant l'accouchement. Ne fumez pas dans la chambre où dort votre enfant.

4. Ne donnez pas de médicaments calmants à votre nourrisson. Ne lui donnez aucun autre médicament, et si vous allaitez, ne prenez aucun médicament sans l'avis de votre médecin.

LE CARNET MAGIQUE DU SOMMEIL

Nom: .... Prénom: ....
Date de naissance: ....

Semaine du .... au ....

Dates: ....

	Matin					Après-Midi								Soir					Nuit						
	7	8	9	10	11	12	13	14	15	16	17	18	19	20	21	22	23	24	1	2	3	4	5	6
Sommeil																								
Eveil: Calme (C) Pleurs (P) Repas (R)																								

Commentaires: ....

Semaine du .... au ....

Dates: ....

	Matin					Après-Midi								Soir					Nuit						
	7	8	9	10	11	12	13	14	15	16	17	18	19	20	21	22	23	24	1	2	3	4	5	6
Sommeil																								
Eveil: Calme (C) Pleurs (P) Repas (R)																								

Commentaires: ....

Semaine du .... au ....

Dates: ....

	Matin					Après-Midi								Soir					Nuit						
	7	8	9	10	11	12	13	14	15	16	17	18	19	20	21	22	23	24	1	2	3	4	5	6
Sommeil																								
Eveil: Calme (C) Pleurs (P) Repas (R)																								

Commentaires: ....

Dates : ……………

	Matin				Après-midi							Soir				Nuit						
7	8	9	10	11	12	13	14	15	16	17	18	19	20	21	22	23	24	1	2	3	4	5	6

Sommeil

Eveil : Calme (C)
Pleurs (P)
Repas (R)

Commentaires : ………………………………………………………

Dates : ……………

	Matin				Après-midi							Soir				Nuit						
7	8	9	10	11	12	13	14	15	16	17	18	19	20	21	22	23	24	1	2	3	4	5	6

Sommeil

Eveil : Calme (C)
Pleurs (P)
Repas (R)

Commentaires : ………………………………………………………

Dates : ……………

	Matin				Après-midi							Soir				Nuit						
7	8	9	10	11	12	13	14	15	16	17	18	19	20	21	22	23	24	1	2	3	4	5	6

Sommeil

Eveil : Calme (C)
Pleurs (P)
Repas (R)

Commentaires : ………………………………………………………

Dates : ……………

	Matin				Après-Midi							Soir				Nuit						
7	8	9	10	11	12	13	14	15	16	17	18	19	20	21	22	23	24	1	2	3	4	5	6

Sommeil

Eveil : Calme (C)
Pleurs (P)
Repas (R)

Commentaires : ………………………………………………………

pleure ou crie /\/\/\/\/\/\/\/\   mange OOOOOOO   est éveillé (joue…) XXXXXXX

Votre enfant dort ________________

Publié sous la responsabilité éditoriale de Catherine Meyer

Imprimé par Lightning Source France
1 avenue Gutenberg
78310 Maurepas

N° d'édition : 7381-1252-Y